Neue
Kleine Bibliothek 49

Inhalt

Mein Dank

Bei der Arbeit an diesem Buch bin ich vielen alten, aber auch jungen Menschen begegnet, denen ich zu danken habe. Ich durfte Einblick nehmen in unterschiedliche pflegerische Einrichtungen. Zu intensiven Gesprächen wurde mir Zeit gelassen. Gerade auch die Gespräche mit den jüngeren Pflegekräften der ambulanten Pflege, die seit über fünf Jahren zu uns ins Haus kommen, waren mir wichtig und wertvoll.

Wie schwer ihre Arbeit ist, kann ich inzwischen gut nachvollziehen. Häufig habe ich von ihnen gehört, daß sie ihren Beruf bei allen Schwierigkeiten lieben und sich keine schönere Arbeit vorstellen können als die mit Menschen.

Ich danke meinen Eltern, die immer zur Stelle waren, wenn wir ihre Hilfe brauchten. Daß wir den Ausstieg aus dem Alltag noch immer geschafft haben, verdanken wir vor allem ihnen. Ebenso unseren Nachbarn herzlichen Dank.

Ohne die Unterstützung meines Mannes und unserer Töchter hätte ich es mir nicht zugetraut, die Pflege einer schwerkranken Angehörigen zu übernehmen, und ich hätte sie ohne diese Unterstützung kaum seit nunmehr fünf Jahren erbringen können.

Deshalb betrachte ich dieses Buch als Ergebnis und eine Art Reflexion unserer gemeinsamen Erfahrungen, die wir in der häuslichen Pflege gemacht haben.

Monika Höhn

Vorwort

In meinem Leben bin ich vielen hochbetagten Menschen begegnet, Frauen und Männern. Mit manchen stehe ich bis heute in Kontakt. Ihre Ansichten sind mir wichtig, weil sie auf Lebenserfahrungen basieren, die mir mit meinen fünfzig Jahren fehlen.

In der Vorbereitung zu diesem Buch bin ich auf sehr widersprüchliche Literatur zum Thema gestoßen und auf ganz unterschiedliche Positionen zur Frage »Häusliche Pflege«? Dabei ist mir eine ganze Portion Unwissenheit begegnet.

Ich habe alte Menschen danach gefragt, wie sie sich ihren Lebensabend vorstellen. Der größte Teil wünschte sich ein Leben in den eigenen Wänden, so lange es geht. Wie das aussehen könnte, darüber hatten die meisten jedoch keine rechte Vorstellung. Mir ist aus vielen Gesprächen bewußt geworden, daß im Blick auf das Altwerden vor allem Angst eine große Rolle spielt, die Angst, einsam und isoliert zu sein. Aber auch die Angst, mit dem Geld nicht klarzukommen, für eine mögliche Pflege nicht genügend gespart zu haben, spielt eine Rolle.

Oft leben alte Menschen im Verborgenen, mitten in der Stadt. Anonym. Viele von ihnen wollen nicht, daß man sie sieht, weil sie fürchten, daß man ihre Not, ihre Einsamkeit und ihre Armut erkennt.

Von einigen alten Menschen möchte ich behaupten, daß sie so gestorben sind, wie sie gelebt haben: Einige waren zufrieden mit ihrem Leben und vorbereitet auf den Tod, mit dem sie sich schon frühzeitig auseinandergesetzt hatten. Sie haben intensiv gelebt in dem Bewußtsein, daß der Tod zwar schmerzlich, aber unausweichlich ist.

Vieles hinterließen sie geordnet ihren Kindern und Enkeln. Einige hatten aber auch ein unübersichtliches Chaos zurückgelassen, weil sie sich mit dem Thema »Krankheit, Pflege, Alter, Sterben« einfach nicht hatten auseinandersetzen wollen. Auch ihr Sterben war entsprechend mühsam.

Im Bewußtsein vieler Menschen haben Alter, Krankheit, Sterben, Tod und Trauer in unserer jetzigen Zeit kaum noch einen Platz. Man stirbt in Krankenhäusern und Altersheimen, man stirbt abseits, möglichst nicht mehr zu Hause.

Produktivität, Wirtschaftlichkeit und Leistungskraft stehen heute über allem. Der alte Mensch »bringt« nichts mehr. Oft vollgepumpt mit Medikamenten, verbringt er seinen Lebensabend in Kliniken und Heimen. Nach Angaben der Deutschen Hospizhilfe sterben auf diese Weise 80 von 100 Deutschen, obwohl sich 92% einen friedlichen Tod in vertrauter Umgebung wünschen. Das Verhältnis zu den Sterbenden ist oft so steril wie die Umgebung, in der alte Menschen ihre letzte Zeit verbringen müssen.

Aus Gesprächen mit Bestattern weiß ich, daß Überführungen oft in die Stunden der Dämmerung verlegt werden, die den Tod scheinbar ungesehen machen. Immer häufiger lesen wir in Traueranzeigen, daß die Beerdigung in »aller Stille« stattgefunden habe oder auch »im engsten Familienkreis«. Der Tod ist nicht mehr gesellschaftsfähig.

Unsere Gesellschaft möchte verdrängen, was für jeden unausweichlich ist, und in vielen Familien werden Krankheit und Sterben leider oft tabuisiert. Kinder werden ferngehalten vom Krankenzimmer, in dem sich der Hilfsbedürftige oder auch der Verstorbene befindet. Und so braucht es uns nicht zu verwundern, wenn diese Kinder als Erwachsene den Tod als etwas Unnatürliches erleben, das man verdrängen muß.

Während ich an diesem Vorwort arbeite, verfolge ich die Diskussionen in den Medien über die Pflegeversicherung, die im Januar 1995 in Kraft getreten ist. Ein neuer Trend zeichnet sich ab - entgegen der Devise, die viele Jahre beinahe selbstverständlich zu sein schien und die da lautete: »Ab ins Heim«!

Das Bundesministerium für Arbeit und Sozialordnung teilt mit, daß heute 450000 pflegebedürftige Menschen in Pflegeheimen und 1,2 Millionen zu Hause leben. In 20 Jahren, so heißt es, werden voraussichtlich 500000 in Pflegeheimen und 1,4 Millionen zu Hause mit Pflegeleistungen versorgt werden müssen.

Rund 90 Prozent der zu Hause lebenden pflegebedürftigen Menschen werden von Familienangehörigen versorgt. Damit ist die Familie nach wie vor der »größte Pflegedienst der Nation«, 80 Prozent der Pflegenden sind Frauen.

Mit den im Jahr 1995 in Kraft getretenen neuen Pflegebestimmungen und mit zunehmender Arbeitslosigkeit, von der ja bekanntlich Frauen besonders stark betroffen sind, scheint ein neuer Anreiz für die häusliche Krankenpflege geschaffen zu sein. Private Pflegedienste »schießen« wie Pilze aus dem Boden.

Mit diesem Ratgeber möchte ich niemanden davon abhalten, einen Nachbarn, Freund oder Familienangehörigen im eigenen Haushalt zu pflegen. Ich selber pflege gemeinsam mit meiner Familie seit mehr als fünf Jahren eine Familienangehörige.

Wir haben in unserer häuslichen Pflege die Erfahrung gemacht, wie ein schwerkranker Mensch, von den Ärzten schon aufgegeben, in entsprechender Umgebung wieder »aufblühte«. Ein medizinisches Wunder, wie einige Ärzte uns bestätigten, vor allem bei dem sehr schwierigen und komplizierten Krankheitsbild.

Ich kenne einige hilfreiche Bücher für pflegende Angehörige, die im häuslichen Alltag weiterhelfen können. Dabei geht es jedoch meistens um den Hilfsbedürftigen, und zwar aus der Sicht einer kompetenten Fachkraft. Was mir persönlich jedoch fehlte, war Literatur aus der Sicht der pflegenden Angehörigen und mit Blick auf sie. Häufig führen Pflegen und Helfen und die extremen täglichen Anforderungen gerade die Angehörigen an die Grenze ihrer Belastbarkeit.

Viele Familienmitglieder fühlen sich körperlich und seelisch überfordert. Es kommt zu Ehekrisen, seelischen Zusammenbrüchen und im Extremfall sogar zu Aggression und Gewalttätigkeit gegenüber pflegebedürftigen Menschen. Meist stehen sie im Kontext von extremer Überforderung, sozialer Isolation und psychischer sowie physischer Erschöpfung der Angehörigen.

Was mich am meisten erschüttert: Die Zahl der Altenfreitode in Deutschland, von denen inmmer häufiger die Rede ist, steigt zusehends. Ein Altersforscher hat es einmal so ausgedrückt: »Mehr Jahre sind nicht automatisch gewonnene Jahre.«

Die Angst vor Krankheit, Einsamkeit und Altersarmut sind Gründe dafür, daß immer mehr Menschen freiwillig aus dem Leben scheiden. Eine gesellschaftliche Aufgabe, die uns alle etwas angeht? Mit Sicherheit.

Kann in diesem Zusammenhang die häusliche Pflege dem Wunsch der meisten alten Menschen gerecht werden, zu Hause - im Kreis der Familie - zu sterben?

Einigen Fragen möchte ich in diesem Buch nachgehen. Das tue ich aus dem Blickwinkel eines Laien, also keiner medizinischen oder pflegerischen Fachkraft. Außerdem habe ich dabei auch meine ganz persönlichen Schwerpunkte gesetzt.

Anhand meiner eigenen Biographie möchte ich in diesem Buch nicht so sehr den kranken oder pflegebedürftigen Menschen in den Mittelpunkt stellen, sondern den helfenden Angehörigen und die ihn fordernde Aufgabe.

Andere pflegen, dabei sich selbst nicht vergessen, ist mir das wichtigste Anliegen in diesem Buch.

Personenbezeichnungen werden von mir - unabhängig vom Geschlecht der gemeinten Person - häufig in der männlichen Form verwendet (z.B. der Hilfsbedürftige, der Pflegebedürftige). Damit ist keine Wertung verbunden.

I.
Sich selbst nicht vergessen - Anregungen für den Pflegealltag

Das Bild vom alten Menschen

In den siebziger Jahren arbeitete ich als Leiterin eines Senioren-Treffs in einer Kirchengemeinde im Ruhrgebiet. Dieser Senioren-Treff wurde ausschließlich von Frauen besucht, deren Männer zum Teil noch unter Tage gearbeitet hatten.

Ich erinnere mich daran, daß wir an einem Nachmittag Begriffe zum Thema »Alt« sammelten und über die verschiedenen Sätze und Formulierungen in interessante Diskussionen kamen.

»Einen alten Baum verpflanzt man nicht«, sagte mir damals eine beinahe 90jährige und meinte, daß sie dort beerdigt werden wollte, wo auch ihr Mann lag. »Wir wollen nebeneinander liegen, das haben wir uns versprochen.«

»Ich möchte nicht abgestellt werden wie ein alter Tisch, ich möchte noch helfen, wo ich kann, den Kindern und den Enkeln«, bemerkte eine andere.

»Auf meine alten Tage will ich mich nicht mehr verändern. Ich würde gern in meinen eigenen vier Wänden sterben.«

Und wir stellten fest: Die Vorstellungen der Frauen in bezug auf ihr Alter waren so unterschiedlich wie sie selber.

Sprach die eine vom »Recht zu sterben«, dachte die andere noch nicht ans Alter trotz ihrer 75 Jahre. Berichtete eine dritte von ihrer Pflicht als Urgroßmutter und ihren Aufgaben den Enkeln gegenüber und davon, daß Untätigkeit krank mache, meinte eine andere, daß sie doch nun endlich Ruhe verdient habe. Eine kleine Gruppe ereiferte sich darüber, daß von den Jungen keiner Zeit für sie habe und daß in die Alten doch nichts mehr investiert werde. Auch über das Abgestelltsein im Altersheim wurde diskutiert und darüber, daß Frau XY auf Mallorca überwintern wolle und daß für die Jugend alles getan werde und für sie als alte Menschen nichts.

Das Bild vom alten Menschen scheint in der Öffentlichkeit noch oft genug bestimmt von der Vorstellung des Zerfalls, des Abbaus, des Zurückbleibens hinter der unser menschliches Leben tragenden Norm.

Es ist mir kaum eine aufregendere und bessere Einführung in diesen Problemkreis bekannt als Rudolf Schendas Buch »Das Elend der alten Leute«. In seinen ersten Sätzen heißt es:

»Im Witz liegt der ganze Ernst der Welt; mit seiner Leichtigkeit versucht er, die Härte der Realität zu überspielen, und dabei deckt er sie doch nur um so brutaler auf. Es ist daher nicht sinnvoll, eine Witzesammlung nach dem Problem der alten Leute zu befragen. Sie gibt mit ihrer Antwort weniger zu lachen als vielmehr zu denken. Ein Mann, so erzählt die neueste Humorkollektion von Heinz Eugen Schramm, ein Mann, knapp sechzig Jahre alt, kommt in die Sprechstunde. Der Arzt sieht den Patienten stark zittern und sagt deshalb: ›Ich glaube, Sie trinken zu viel?‹ Darauf der Alte:›Nein, nein, Herr Doktor, das ist es ja gerade, das meiste verschütt' ich ja!‹

Oder: Einem Bauern ist das Weib gestorben. Tief erschüttert schluchzt er: ›Oh, das Elend! Oh, daß es über mich kommen muß!‹ Plötzlich bewegt sich da die Hand der Leiche, und da schreit der Witwer: ›Nichts da, gestorben ist gestorben!‹ Oder: Das Gretchen wird gefragt, ob ihre Mutter beim Tod der Oma geweint habe. ›Nein, nein‹, meint die Kleine, ›wir heulen erst bei der Beerdigung.‹

Mit diesen drei Geschichten ist eine erste Skizze von unseren Alten gekennzeichnet: Da ist der versoffene, zittrige Sechzigjährige, da ist das nutzlose alte Weib, das nicht einmal der Gatte mehr will, da sind die jüngeren Familienmitglieder, die der verstorbenen Großmutter keine Träne, es sei denn eine rituelle, nachweinen. Der Mund der Narren bescheinigt den

Bejahrten ein minimales Prestige, eine stark verminderte Leistungsfähigkeit und die Tatsache, daß ihr sozialer Tod, d.h. der Verlust aller bedeutsamen zwischenmenschlichen Beziehungen, schon vor ihrem physischen Ableben vollzogen war.« (Schenda, S. 11)

Der Kabarettist Hanns Dieter Hüsch wurde einmal darauf angesprochen, was Älterwerden für ihn bedeute. Auf die Frage, was sich im Alter ändere, sagte der damals 69jährige: »Gewichtungen werden verlagert. Es kehrt eine gewisse Bedeutungslosigkeit ein bei Dingen, die man früher für ganz wichtig hielt. Mit dem Alter wurde ich freundlicher, höflicher und respektvoller. Ich kann mir jetzt leisten, großzügig zu sein. Das ist für mich das wichtigste, was mich wahrscheinlich jung hält.«

Und auf die Frage, wann er angefangen habe, sich mit dem Älterwerden auseinanderzusetzen, antwortete er: »Von meinem ersten Lebensjahr an mußte ich regelmäßig ins Krankenhaus, weil ich mit einer Behinderung an den Füßen geboren worden war. Dadurch bin ich sehr früh mit der Vergänglichkeit des Menschen in Berührung gekommen. So habe ich gelernt, daß die Menschen alle in einem Boot sitzen. Jeder Mensch, egal, was er denkt und fühlt und mit welcher Hautfarbe und Religion, kommt auf die Welt und geht wieder. Ganz simpel, ...man sollte die Alten weniger ausgrenzen. Viele junge Leute denken gar nicht daran, daß sie eines Tages müder werden und älter. Ihnen müßte klar gemacht werden, daß sie nicht der Nabel der Welt sind.«

Aber dann gibt es noch ein anderes Bild von Alterswirklichkeit. Kinder brauchen Platz zum Spielen. So kann es passieren, daß bei der Frage, wo denn der Nachwuchs ungestört spielen könne, sich die Geister scheiden. Der vorgesehene Standort für einen möglichen Kinderspielplatz stößt vor allem bei den älteren Mitbewohnern auf erheblichen Widerstand und von Kinderfreundlichkeit ist da plötzlich nichts mehr zu spüren. Von Kinderlärm und Belästigung ist dann die Rede. Ältere Menschen empören sich plötzlich mehr über spielende Kinder als über Autolärm oder rücksichtslose Autofahrer, die vor dem Haus längere Zeit ihren Motor laufen lassen, und rufen viel eher nach der Polizei, wenn junge Menschen nachts einmal ihre Musikanlage - ohne Vorankündigung ihrer Geburtstagsfeier - etwas lauter laufen lassen, vor Lebensfreude singen und musizieren. Viele Alte scheinen vergessen zu haben, daß auch sie einmal jung waren.

Das Altern ist ein natürlicher Vorgang, der mit der Geburt beginnt und mit dem Tod endet. Dabei laufen biologisches und kalendarisches Alter durchaus nicht parallel. Dem einen bleiben geistige Frische und körperliche Leistungsfähigkeit noch im fortgeschrittenen Lebensalter erhalten, der andere ist verbrauchter und verschlissener, als er seinem kalendarischen Alter nach sein sollte.

Das Alter gewinnt an Bedeutung infolge des wachsenden Anteils der Alten an der Gesamtbevölkerung. In früheren Jahrhunderten lag dieser Anteil unter fünf Prozent, demnächst wird er in den Industriestaaten bei annähernd 15 Prozent liegen. Diese Entwicklung hat zwei Ursachen. Die eine liegt im medizinischen Fortschritt, der zahlreiche Todesursachen ausgeschaltet, die großen Infektionskrankheiten überwunden sowie zu neuen medizinischen und chirurgischen Verfahren geführt hat, die es ermöglichen, aufkommende Schäden des Körpers, teils durch Operationen oder Transplantationen, teils durch Ersatz ausgefallener Funktionen zu reparieren. Hier stehen noch Entwicklungen bevor, die in den nächsten 20 Jahren weitere bedeutende Verlängerungen der Lebenserwartungen wahrscheinlich machen.

Die zweite Ursache für den wachsenden Anteil der Alten an der Gesamtbevölkerung ist die Geburtenplanung. Die Zwei-Kinder-Familie ist die Norm, und zwar in konfessionslosen wie in evangelischen oder in katholischen Bevölkerungskreisen. Demgemäß bilden die einzelnen Altersschichten der heutigen Industriebevölkerung, türmt man sie jahrgangsweise aufeinander, keine Pyramide mehr, sondern eine Glocke. An dieser Formation läßt sich ablesen, wieviel Menschen im erwerbsfähigen Alter Güter produzieren und Dienste leisten müssen für noch nicht und nicht mehr Erwerbstätige. In der Bundesrepublik verstärkt sich diese »Belastungsquote« der Aktiven noch durch die Geburtenausfälle in der Folge von zwei Weltkriegen.

Die Zunahme der Zahl alter Menschen wirft schwierige sozialpolitische, volkswirtschaftliche und psychologische Probleme auf. Zu Zeiten der Agrarwirtschaft zogen sich die Alten auf ihr Altenteil zurück, wenn ihre Kräfte nachließen. Sie behielten Wohnrechte, Naturalleistungen, Nutzungsrechte und mitunter auch geringfügige Geldrenten. Praktisch lebten sie im Sorgeverband der Familie.

In der Industriegesellschaft ist das Ausscheiden aus dem Produktionsprozeß durch Pensionierung oder Invalidisierung geregelt. Zugleich hat die Familie ihre Struktur gewandelt. Die Kleinfamilie unserer Gesellschaft umfaßt nur noch zwei Generationen. Die Alten leben allein. Je nachdem, ob sie mit 65 Jahren oder aus gesundheitlichen Gründen schon vorher aus dem Arbeitsleben ausgeschieden sind, liegt vor ihnen im allgemeinen eine zehn- bis 15jährige Periode des Zuschauens. Diese gegenüber der Erwerbstätigkeit gewonnene freie Zeit ist unter günstigen Voraussetzungen Auftakt einer neuen Phase erfüllten Lebens.

Oft erscheint aber das Ausscheiden aus der Arbeit als ein nicht zu bewältigender Bruch der Lebenskontinuität und zieht schwere physische und psychische Störungen nach sich. Deshalb ist schon häufig vorgeschlagen worden, die Menschen besser auf den Ruhestand vorzubereiten und keine starre Alters- und Pensionsgrenze mehr zu ziehen.

Es soll den älteren Menschen selbst überlassen werden, wann

sie ausscheiden und ob sie ihre verbliebenen Kräfte durch eine angemessene Aktivität nutzen.

Ich habe von amerikanischen Städten wie Sun Valley und Hope City gehört, die auf dem Reißbrett entworfen wurden und in denen nur alte Menschen wohnen dürfen. Kinder sind nur in Ausnahmefällen erlaubt, es sei denn, sie kämen für wenige Tage zu Besuch. Hunde allerdings sind erlaubt. Für sie gibt es in unmittelbarer Nähe den Hundefriedhof.

Ein schrecklicher Gedanke: Alte Menschen werden ghettoartig zusammengepfercht, nehmen an nichts mehr teil, was draußen, in der Welt, geschieht.

Je mehr Betriebsamkeit, desto weniger Zeit bleibt, sich selber mit dem Alter und dem Tod auseinanderzusetzen. Es scheint so, als gäbe es weder Alter noch Tod. Dabei bin ich überzeugt, daß sich eine Gesellschaft daran messen lassen muß, wie sie mit denen verfährt, die hilflos geworden sind und sich nicht wehren können, weil sie keine Lobby haben.

Ein Beitrag von Max von der Grün aus »Klassengespräche«, (zitiert in: Werkkreis Literatur der Arbeitswelt, Im Morgengrauen, Frankfurt/Main 1983, S.150ff), der sich mit dem Thema »Alt werden - eine Strafe?« kritisch auseinandersetzt, hat mir meine eigene Position noch einmal verdeutlicht:

»Ich bin in einer Kleinstadt, in einer Gesellschaft großgeworden, wo einer den anderen kannte, wo nichts verborgen blieb, vom Küchengeruch bis hin zu den Liebschaften, vom Ehestreit des Nachbarn bis hin zur kranken Katze. In dieser Gesellschaft war es aber auch eine Selbstverständlichkeit, daß man mit Geburt und Tod konfrontiert wurde von klein auf. Wir Kinder sahen zu, wenn ein Schwein geschlachtet oder einem Huhn der Kopf abgehackt wurde, und alles war selbstverständlich, weil einmal der Tag kommen würde, an dem wir das alles selbst tun mußten. Wir Kinder sahen zu, wenn einer Kuh das Kalb aus dem Leib gezogen wurde oder die

Ziege Kitzchen bekam, und als ich als Vierzehnjähriger in das Schlafzimmer meiner Großeltern gerufen wurde, in dem mein Großvater mit dem Tode kämpfte, da haben mich weder der biologische Verfall noch der Tod erschreckt, der in einer Ecke stand und geduldig wartete. Wir waren auf Verfall und Tod vorbereitet, ich wurde erzogen mit der Weisheit meiner Großmutter: 'Weißt, Junge, der Tod, der ist halt schmerzlich, aber notwendig ist er schon.' Man könnte beinahe darüber lächeln.

Der eine oder andere wird einwenden, früher saß die Religiosität tiefer. Vielleicht. Aber Worte wie die meiner Mutter und meiner Großmutter, Menschen, die ihr ganzes Leben nur Arbeit kannten, zeigen Menschlichkeit, und die Menschlichkeit beginnt dort, wo die Achtung vor dem anderen nicht die Ausnahme, sondern Selbstverständlichkeit ist, sei der andere nun krank oder gesund, geistig behindert oder ein Genie, körperlich gezeichnet oder aber ein Adonis. Wer andere nicht achtet, der hat vor sich selbst keine Achtung.

Was mir in dieser Gesellschaft am meisten angst macht, ist, daß man nicht über den Tod spricht - so, als gäbe es ihn nicht. Man tut so, als hätten wir alle das ewige Leben auf Erden, als sei der Tod nur ein bedauerlicher Betriebsunfall. Jeder lebt in den Tag hinein, als hätte er wie Dorian Gray die Jugend gepachtet, jeder lebt so, als sei das Leben nur eine Reihung von Tagen der Gesundheit ohne Mühsal und Plagen.

Ich habe einen dreizehnjährigen Jungen, geistig und körperlich behindert, hilflos und liebenswert. Wie oft habe ich, wenn ich ihn mit dem Rollstuhl durch die Stadt schob und den Passanten den Rücken kehrte, schon hören müssen: 'Adolf würde mit so etwas schon aufräumen.' Oder: 'Und dafür gibt der Staat noch Geld aus.'

Das schafft Traurigkeit, Bitternis und kalte Wut. 34 Jahre nach dem offiziellen Ende des Faschismus ihm wieder in einer anderen Weise begegnen zu müssen. Immer noch gilt unterschwellig bei uns die Ideologie, die von den Nazis praktiziert worden war: Das Leben ist entweder ein lebenswertes oder ein lebensunwertes Leben.

Hier muß ich aber hinzufügen, daß sich immer mehr junge Menschen finden, die sich zur Lebensaufgabe gemacht haben, den Hilflosen zu helfen und der Ideologie vom lebensunwerten Leben entgegenzutreten. Und gerade sie werden diffamiert: wenn etwa einer kein Gewehr in die Hand nehmen will, viel lieber einem Gebrechlichen die Hand reicht.

Was sind wir für eine Gesellschaft, in der solches Tun die Ausnahme ist und nicht die Regel. Was sind wir für eine Gesellschaft, in der jeder lieber fünf Mark gibt in eine Tombola, die Behinderten und Alten helfen soll, als selbst einen aktiven Beitrag zu leisten.

Meine Mutter hat immer gesagt, wenn ich als Junge von Uniformen geblendet war und der Gefahr entgegentrieb, von ihnen verblendet zu werden: 'Denk dran, Junge, ein Kerl ist nur der, der einem alten Menschen die Kohlen aus dem Keller holt und das Holz in die Küche bringt und ihm eine Suppe kocht, und nicht einer, der sich mit einem Gewehr fotografieren läßt oder auf andere anlegt.'

Wenn wir in unserer Gesellschaft den Menschen nicht mehr anders als mit Leistung und Zahlen messen und bewerten können, dann sollten wir zumindest daran denken, daß diejenigen, die heute alt sind, einmal für die Jungen gearbeitet haben, so wie die heute Jungen für die Alten zu arbeiten haben. Ich meine, das Leben ist zu kostbar, als daß man es von einem bestimmten Alter ab in die Ecke stellen dürfte. Noch hat das Leben auch etwas mit Genießen zu tun: 'Das Leben währet siebzig Jahre, wenn es hoch kommt, achtzig Jahre, und wenn es köstlich gewesen ist, dann ist es Mühe und Arbeit gewesen.'«

Alleinsein im Alter

Nach dem Tod seiner Frau lebte Herr K. mit seinen 82 Jahren allein in einer kleinen Dachwohnung, ohne Heizung, Toilette eine Etage tiefer, Bad ohne Dusche. Seine Wohnung wurde durch einen Kohleofen geheizt. Sein Bruder und einziger Verwandter lebte in der damaligen DDR. Während eines Hausbesuches begegnete der zuständige Gemeindepfarrer Herrn K. Er traf den alten Mann in einem völlig verwahrlosten Zustand in seinem verrauchten Zimmer an: alte Zeitungen auf einem Tisch, verkrustete Essensreste auf den Tellern, Tabak und Zigarrenstumpen auf dem Boden verstreut. Der alte Mann lag komplett angekleidet und apathisch im Bett. Er war über den Besuch des Pfarrers nicht sonderlich erfreut.

Der Pfarrer drängte sich nicht auf, registrierte noch einmal den Zustand der Wohnung, die rußigen Tapeten, die einer dringenden Renovierung bedurften, die stechende und nach Urin riechende Luft, die winzigen Fenster, die keinen Blick nach draußen ermöglichten. Eine Unterkunft in einem Pflegeheim lehne er ab und überhaupt - man solle ihn doch in Ruhe lassen, er benötige keine Pflege.

Das intensive Husten des alten Mannes veranlaßte den Pfarrer, den zuständigen Arzt hinzuziehen, der noch am gleichen Tag einen Hausbesuch machte. Der Arzt diagnostizierte eine Lungenentzündung und veranlaßte eine sofortige Krankenhauseinweisung. Bereits auf dem Weg ins Krankenhaus verstarb der alte Mann.

Studien über Vereinsamung im Alter kommen zu dem Schluß, daß knapp ein Zehntel der älteren Bevölkerung sich einsam fühlt. Dabei sind diejenigen besonders einsam, die niemanden haben, mit dem sie sich aussprechen können. Viele Menschen in unserer heutigen Zeit neigen immer noch dazu, das Alter mit Alleinsein und Einsamkeit in enger Verbindung zu sehen.

Das Allensbacher Institut für Meinungsforschung stellte die Frage: »Wenn jemand sagt, daß die meisten alten Menschen in Deutschland einsam und niedergeschlagen seien, würden Sie dem zustimmen können oder würden Sie sagen, daß das so nicht stimmt?« Auf diese Frage antworteten im März 1992 34 Prozent in den alten und 43 Prozent in den neuen Bundesländern mit Zustimmung.

Meist werden mit Einsamkeit oder Alleinsein negative Attribute assoziiert (»einsam und niedergeschlagen«, »einsam und unglücklich«)

Viele Menschen suchen die Schuld bei sich, fühlen sich abgelehnt, unattraktiv und unwohl. Häufig ist das Selbstwertgefühl einsamer Menschen beschädigt, sie ziehen sich noch stärker zurück und schließen sich damit selbst von weiteren sozialen Beziehungen aus, die sie auf der anderen Seite sehnlichst wünschen.

In einem Aufsatz »Vom sinnvollen Umgang mit dem Alleinsein im Alter« sagt Dr. Norbert Erlemeier, Gerontopsychologe am Fachbereich Sozialwesen der Fachhochschule Münster dazu folgendes (Quelle: Evangelische Impulse, Zeitschrift für die Arbeit mit alten Menschen, 3/94, S.9ff): »Es ist zu fragen, ob unsere Schwierigkeiten, Alleinsein und Einsamsein auszuhalten, nicht von einem zu einseitig negativen Verständnis dieser allgemein menschlichen Erfahrung herrühren? Es ist zu fragen, ob nicht auch verschüttete positive Seiten im Allein- und Einsamsein aufzudecken sind? Ist nicht die unselige Assoziation: Alter - Alleinsein - Einsamsein im Sinne von Ausschluß, Verlassenheit, Trostlosigkeit aufzulösen?

Gibt es nicht auch verborgene Möglichkeiten, Chancen, mehr zu sich selbst zu finden, sich auf sich selbst und seine inneren Quellen zu besinnen, sich unabhängiger zu machen - von anderen Menschen?«

Und an einer anderen Stelle spricht der Autor davon, daß uns Allein- und Einsamsein auf jeder Altersstufe begegnen können. Manchmal leiden wir unter diesem Zustand, ein anderes Mal wird er genossen. Untersuchungen zeigen, daß immer mehr jüngere Menschen sich oft allein und einsam fühlen, wobei das freiwillige, gewollte und nur zeitweilige Allein- und Einsamsein vom unfreiwilligen Allein- und Einsamsein unterschieden werden muß.

Es wäre geradezu zynisch, Menschen in einer desolaten Lage, in der sie unter Vereinsamung leiden, die Vorzüge dieses Zustandes nahebringen zu wollen. Vereinsamung, schreibt Dr. Erlemeier, sei Ausdruck einer erlebten Ausgeschlossenheit und Sehnsucht nach Nähe. In einer solchen Lebenslage sei Hilfe angesagt, die zuallerlerst darin bestehen müsse, einem Menschen Kontaktmöglichkeiten zu eröffnen und ihn zur Aufnahme neuer Kontakte zu ermutigen.

Probleme pflegender Angehöriger - einige Beispiele

Im Laufe meiner eigenen Pflegesituation konnte ich immer wieder die Feststellung machen: Je mehr ich mich öffnete und bereit war, über meine Situation zu reden, desto intensiver kam ich mit Frauen in Kontakt, die sich in einer ähnlichen Situation befanden. Sie pflegten selber auch: den Nachbarn, die Schwiegermutter, den Vater, die Mutter, die Tante, das Kind, den eigenen Mann. Die Informationen erhielt ich eigentlich mehr zufällig. Beim Einkauf, auf dem Markt, im Geschäft, wenn ich wieder aus Zeitdruck auf die Uhr schaute und sagen mußte: »Anprobieren kann ich heute nicht. Beim nächsten Mal nehme ich mir mehr Zeit, ich muß nach Hause, um 12.30 muß gespritzt werden.«

Dann bekam ich häufig die Antwort: »Ach, Sie haben auch eine Pflegeperson zu betreuen?«

Auf diese Weise erfuhr ich, daß viele Frauen entweder gerade pflegten oder aber bereits Pflegesituationen hinter sich hatten, von denen sie mir berichteten.

Gudrun, 50 Jahre:
»Ich habe meine Mutter und meine Schwiegermutter gepflegt, beide sind inzwischen verstorben. Den Tod der beiden Frauen habe ich - offen gesagt - wie ein Geschenk empfunden. Danach bin ich wieder berufstätig geworden und war eine kurze Zeit mit meiner Situation sehr glücklich und zufrieden. Dann stellte sich heraus, daß ich selber Krebs hatte. Inzwischen bin ich fünfzig und habe zwei Krebsoperationen hinter mir. Erst im Laufe meiner Therapie ist mir klar geworden, daß ich eigentlich nie richtig gelebt habe. Und ich bin

davon überzeugt, daß der Krebs bei mir zum Ausbruch kam, als die Pflege der beiden Frauen beendet war. Nein, Hilfe hatte ich in all den Jahren nicht. Wie ich das geschafft habe, ist mir bis heute nicht ganz klar. Natürlich würde ich heute Hilfe in Anspruch nehmen, damals habe ich von den unterschiedlichen Hilfsangeboten einfach nicht genug gewußt, außerdem stand die Hilfe von außen damals noch gar nicht zur Debatte.«

An diesem Beispiel ist mir klar geworden, wie dringend nötig es ist, mit der Pflege nicht allein zu sein, Unterstützung und Hilfe auch von der Familie zu bekommen, Selbsthilfegruppen, Gesprächskreise und Kontaktadressen zu kennen, die mir in meiner konkreten Situation und aus meiner Isolation weiterhelfen und mich über unterstützende Maßnahmen informieren.

Inzwischen weiß ich von verschiedenen Frauen, daß sie Gesprächskreise für pflegende Angehörige der Krankenkassen und der Diakonie-Sozialstationen in Anspruch nehmen. Bedauerlicherweise werden die Angebote noch nicht genügend genutzt.

Anne, 49 Jahre:

»Mein Mann und ich sind seit 23 Jahren verheiratet. Er ist gerade fünfzig geworden. Vor zwölf Jahren, während unseres Griechenland-Urlaubs, stellte mein Mann beim Surfen zum ersten Mal fest, daß er das Gleichgewicht nicht mehr halten konnte, obwohl er ein ausgesprochen guter Sportler war und sich auf dem Surfbrett vollkommen sicher fühlte. Zu Hause angekommen, baute er einen Unfall auf dem Weg durch einen Tunnel. Wir konnten das alles nicht begreifen, zumal mein Mann seit vielen Jahren ein unfallfreier Autofahrer war. Die ersten Sehstörungen machten sich bemerkbar. Seine Unsicherheit wuchs zunehmend. Dies war dann für ihn der Auslöser, einen Arzt aufzusuchen, der ihn gründlich untersuchte und ihm bescheinigte, daß bei ihm Verdacht auf Multiple Sklerose (MS) bestehe. Multiple Sklerose ist eine Entzündungskrankheit des zentralen Nervensystems. Der Verdacht bestätigte sich auch bald. Von diesem Augenblick an ging es eigentlich mit ihm bergab, sowohl mit seiner Psyche als auch mit seinem gesundheitlichen Befinden. Eine Zeitlang akzeptierte die Firma die Arbeitsunfähigkeit meines Mannes, er war ein gutverdienender Diplom-Ingenieur. Dann mußte die Stelle neu besetzt werden.

Mein Mann konnte sich lange mit dem Gedanken, daß er krank ist, nicht abfinden und glaubte immer noch, daß dies nur ein vorübergehender Zustand sei und er bald wieder in seiner Firma arbeiten könne. Informationen über sein Krankheitsbild lehnte er ab. Als er dann beim Arzt mit einer MS-Patientin, die im Rollstuhl fuhr, konfrontiert wurde, wollte er es immer noch nicht wahrhaben. Ich denke, es ist eine ähnliche Situation gewesen, wie die einer Patientin, der der Arzt beibringen muß, daß sie Krebs hat. Nach totaler Ablehnung und Nicht-wahr-haben-wollen, nach innerer Zerrissenheit, Selbstmordgedanken, Schuldzuweisung und Aggression hat mein Mann allmählich angefangen, sich mit seiner Krankheit schrittchenweise auseinanderzusetzen. Heute bezieht er Blindengeld, hört Radio und ist ohne Gehhilfe nicht mehr in der Lage, sich alleine zu bewegen.

In der Woche muß er mehrmals zur Gymnastik und zur Massage, wir haben unseren festen Tagesrhythmus, und wir haben auch Kontakt zu einer MS-Gesprächsgruppe aufgenommen, die mein Mann heute gern besucht. Damals wurde er mit Kranken konfrontiert, deren Hilfebedürftigkeit er nicht akzeptieren wollte.

Ich habe meine Berufstätigkeit nicht aufgegeben, aus finanziellen Gründen ist es ja auch so, daß wir auf meinen Verdienst mit angewiesen sind, denn mein Mann war erst 38 Jahre alt, als er mit seiner Arbeit aufhörte. Heute bin ich froh, daß ich nicht den ganzen Tag zu Hause bin. Morgens um 9 Uhr habe ich bisher das Haus verlassen, vorher habe ich meinen Mann versorgt, mit ihm gefrühstückt, bis er sich selber nach der Tabletteneinnahme wieder hinlegt. Am Abend gegen fünf bin ich wieder im Haus. Nun pflege ich meinen Mann schon seit zwölf Jahren.

Kinder haben wir keine. Ich habe zwar Zwillinge geboren, die aber nach einer Woche gestorben sind. Manchmal meine ich, daß der Tod der Kinder bei meinem Mann die Krankheit mit ausgelöst hat. Das ist sicher nur eine Vermutung, aber er hat damals in besonderer Weise darunter gelitten, und ich hatte keinen Mut mehr zu einer erneuten Schwangerschaft.

Heute sind wir allein, die meisten Freunde haben sich von uns abgewandt. Mein Mann hat sich verändert, äußerlich als auch charakterlich. Ich denke, daß man die Krankheit nicht umsonst »die Krankheit mit den 1000 Gesichtern nennt«. Inzwischen machen sich auch Konzentrations- und Gedächtnisschwächen bemerkbar. Durch die Gefühlsmißempfindungen kommt es auch zu sexuellen Störungen. Die Unempfindlichkeit der tauben Körperbereiche oder Schmerzen bei der Berührung der Geschlechtsorgane verleiden den Spaß am Sex. Bei Männern machen sich zusätzlich oft Erektionsschwächen oder Impotenz bemerkbar.

Viele Jahre war die Krankheit meines Mannes, mit der ich ja täglich konfrontiert war, etwas Selbstverständliches, und ich kam nicht auf den Gedanken, ihn zu verlassen. Heute 'klammert' er immer mehr, läßt kaum zu, daß ich das Haus verlasse, und will auf jegliche Hilfe von außen verzichten. Nachdem ich jetzt zum ersten Mal zur Kur war und an einer Gesprächstherapie teilgenommen habe, wurde mir klar, daß ich mich selber in all den Jahren vollkommen vernachlässigt habe. Inzwischen bin ich so weit, daß ich mit meinen Kräften am Ende bin und nicht weiß, wie es weitergehen soll.

Auf alle Fälle will ich so nicht mehr weiterleben. Zur Zeit

hat mein Mann wieder einen Schub bekommen, dazu eine Blaseninfektion. Der Arzt hat ihm einen Dauerkatheter gelegt, zwei Mal am Tag kommt jemand für wenige Minuten vom Pflegedienst, um ihn zu waschen und ihn zu versorgen.

Den Rest des Tages verbringe ich mit ihm. Zur Zeit mußte ich wegen des akuten Schubs meine Arbeit aufgeben, nächste Woche muß ich allerdings wieder meine Tätigkeit aufnehmen. Niemand hätte Verständnis dafür, daß ich so lange von der Arbeit wegbliebe, und ich müßte vielleicht sogar mit einer Kündigung rechnen. Heute kommt meine Mutter, die selber krank ist, für ein paar Stunden ins Haus. Ich werde ins Kino gehen, sonst fällt mir die Decke auf den Kopf.

Auf alle Fälle habe ich mich in meinem ganzen Leben noch nie so einsam, elend und verlassen gefühlt. Ohne Schlaftabletten geht's bei mir schon lange nicht mehr, sonst käme ich überhaupt nicht zur Ruhe. Und gerade am Abend, dann, wenn es dunkel ist und ich im Bett liege, quälen mich die Gedanken und meine Perspektivlosigkeit. Hinzu kommt, daß ich mit der zunehmenden Aggressivität meines Mannes nicht mehr zurechtkomme und auch seine Freunde unser Haus schon lange nicht mehr betreten.«

Ähnlich wie im ersten Beispiel ist auch hier durch die Krankheit die Kommunikation nach draußen fast abgebrochen, die Isolation ist inzwischen verständlicherweise in Aggression umgeschlagen. Auch hier wurde eine frühzeitige Hilfe von außen abgelehnt. Inzwischen ist die Vereinsamung so groß, daß händeringend nach Möglichkeiten gesucht wird, sie zu durchbrechen. Mit welcher Hilfe? Ich war erstaunt darüber, daß von ärztlicher Seite keine Beratung erfolgt war. Erst durch ein zufälliges Gespräch mit einer anderen pflegenden Angehörigen und auf eigene Initiative kam es zu Beratungsgesprächen mit Arzt und Pflegedienst.

Eine vorübergehende Hilfe ist inzwischen gewährleistet, allerdings steht die Entscheidung noch aus, inwieweit die

Pflege auch weiterhin zu Hause übernommen werden kann. Der Patient hat den Gedanken an einen Pflegeheimaufenthalt bis jetzt noch weit von sich geschoben.

Frau K., 64 Jahre:

Die ältere Dame lernte ich vor Jahren auf einer Tagung kennen. Als wir ins Gespräch kamen, waren wir uns auf Anhieb sympathisch. Am Ende des Seminars tauschten wir die Adressen aus und stellten fest, daß wir nicht weit voneinander entfernt wohnten. Wir waren uns sicher, daß wir uns besuchen würden.

Jahre vergingen, bis sie mich eines Tages anrief und fragte, ob ich mich noch an sie erinnern könne. Mein schlechtes Gewissen quälte mich und irgendwie war mir die Stimme, die mir damals so vertraut war, fremd. Nein, sie habe keinen besonderen Anlaß, mich anzurufen. Sie habe meine Anschrift in ihrem Adressenbuch gefunden und wolle sich einfach nur melden.

Eine innere Stimme sagte mir, daß irgend etwas nicht stimmte. Als ich sie besuchte, erkannte ich Frau K. nicht mehr wieder. Die damals rundliche Frau saß in einem mit Kissen ausgestatteten Fernsehsessel, vom Tod gezeichnet, grau und durchsichtig.

Diagnose Krebs erfuhr ich von ihr und daß sich die Krankheit bereits in einem fortgeschrittenen Stadium befinde. In diesem Augenblick unterbrach ihr Mann unser Gespräch. Ein Mensch, der mir in seiner Hilflosigkeit und Verbitterung Angst machte. Ich dachte nur, daß dieser Mann vollkommen überfordert sein mußte, allein mit seiner todkranken Frau. Seine Tochter habe das Haus verlassen, Hilfe von außen brauche er nicht. Seine Frau könne er nicht mehr zu Hause pflegen, obwohl sie den dringenden Wunsch geäußert habe, zu Hause zu sterben. Nun lasse sie bereits alles unter sich gehen, die Matratzen seien noch nicht so sehr alt. Diesen Zustand und den Geruch könne er kaum noch ertragen. Am besten sei es, sich selbst einen Strick zu nehmen.

Als ich Frau K. mit einer Bekannten zusammen in der Klinik vor ihrem Tod ein letztes Mal besuchte, hatte sie die Nachricht als Erste erfahren. Ihr Mann hatte sich auf dem Dachboden ihres Hauses erhängt. In seinem Abschiedsbrief stand: »Verzeih mir, ich habe es nicht mehr ausgehalten.« Frau K. war zu schwach, um zur Beerdigung zu gehen.

Wenige Tage nach ihrem Mann verstarb Frau K. Ich erinnere mich an einen ihrer letzten Sätze: »Konnte der denn nicht warten, bis ich tot bin?«

Ich denke, daß auch hier Hilflosigkeit, Aussichtslosigkeit, Überforderung, Einsamkeit und Isolation eine entscheidende Rolle spielten. In diesem Fall wäre dringendst Hilfe von außen vonnöten gewesen. Der pflegende Angehörige - und das ist m.E. ein klassisches Beispiel - brauchte selber mindestens ebensoviel Hilfe wie die Kranke.

Heimunterbringung oder häusliche Pflege? Einige notwendige Fragen als Entscheidungshilfe

Viele Menschen trifft die Notwendigkeit, die eigene Wohnung aufzugeben, oftmals unerwartet. Nicht immer bleibt die Zeit, in Sorgfalt und Ruhe zu überlegen, welche Vorbereitungen zur Übernahme einer Pflege zu treffen sind. Häufig werden Anverwandte nach einem Krankenhausaufenthalt eines Angehörigen plötzlich mit drängenden Fragen konfrontiert:

- Wie geht es nun weiter?
- Wird unsere Mutter, unser Vater, werden unsere Eltern oder Anverwandten noch in der Lage sein, in ihren eigenen vier Wänden zurechtzukommen?
- Und wenn dies nicht der Fall ist, werden wir sie in einem Alten- und Pflegeheim unterbringen?
- Vielleicht besteht ja auch noch die Möglichkeit, sie in Tagespflegeeinrichtungen zu bringen? Oder kommt eventuell auch zunächst eine stationäre Kurzzeitpflege in Frage, bis wir eine Lösung gefunden haben?
- Und kann später gegebenenfalls auch eine mobile Alten- und Krankenpflege die hauswirtschaftliche und pflegerische Betreuung übernehmen?
- Wieviel Geld ist vorhanden?
- Kann ein Pflegeplatz überhaupt finanziert werden?
- Wie sieht es aus, wenn wir einen pflegebedürftigen Menschen bei uns aufnehmen? Wieviel Wohnraum ist vorhanden?
- Können wir ein eigenes Zimmer zur Verfügung stellen?
- Oder haben wir nur eine Schlafcouch im Wohnzimmer?

- Nach jahrelanger räumlicher Trennung stellt sich die Frage, ob wir überhaupt wieder zusammen leben können?
- In welchem Verwandtschaftsverhältnis stehe ich zu dem Pflegebedürftigen?
- Handelt es sich um meinen Ehemann, Lebensgefährten, meine Ehefrau, Lebensgefährtin?
- Handelt es sich um meinen Vater/Stief-/Adoptivvater?
- Oder um meine Mutter/Stief-/Adoptivmutter?
- Um meine Schwiegermutter, meinen Schwiegervater?
- Um mein Kind, Stief-/Adoptivkind?
- Welches andere Verwandtschaftsverhältnis verbindet mich mit der/dem Pflegebedürftigen?
- Wer wird die Pflege übernehmen?
- Wird sie auf mich als Frau beschränkt bleiben?
- Wird sich der Mann mitbeteiligen, vielleicht auch die Kinder?
- Wie werden die Kinder reagieren, falls sie noch im Haus leben?
- Inwieweit müssen sie ihre Lebensgewohnheiten aufgeben, Freunde übernachten zu lassen oder ihre Musik laut zu hören?
- Werden wir uns gegenseitig in unseren Lebensgewohnheiten respektieren?
- Werden wir uns genügend Luft zum Atmen lassen, genügend Freiraum, daß wir noch unsere persönlichen Interessen wahrnehmen können?

Fragen über Fragen, die plötzlich vor den Angehörigen stehen und ihnen oft wie ein großer Berg erscheinen, der nicht zu bewältigen ist.

Ich möchte nun anhand unserer persönlichen Geschichte, der »unserer« Pflegetante und unserer Familie, aufzeigen, wie wir mit diesen Fragen umgegangen sind und wie wir uns »schrittchenweise« durchgefragt, umgehört und allmählich sachkundig gemacht haben.

Dabei möchte ich pflegenden Angehörigen gerade auch durch meine kritischen Fragen hilfreiche Hinweise geben. Viele Fragen müssen unbedingt vor der endgültigen Entscheidung in der Familie abgeklärt werden:

- Kann ich meinen sonstigen Aufgaben, Engagements und Hobbies neben der Pflege im Alltag noch nachgehen?
- Wie steht meine Familie zu der Pflegeperson? Wird sie die Pflege mittragen oder werde ich allein dastehen?
- Wie ist meine eigene gesundheitliche und seelische Verfassung?
- Ich selber befinde mich in der Menopause und leide unter starken Stimmungsschwankungen. Ich ermüde in letzter Zeit schnell und oft fehlt mir der Antrieb, meine eigenen täglichen Pflichten zu erledigen. Wie sieht es aus mit meiner Reizbarkeit, Verdrießlichkeit, Kratzbürstigkeit, Mißmutigkeit und hin und wieder mit depressiven Stimmungen?
- Wie stabil ist meine Ehe - wird sie den möglichen Anforderungen gewachsen sein?
- Wie ist es mit meinen Ängsten um Gegenwart und Zukunft?
- Der Verfall des Pflegenden weckt eigene Ängste und erinnert mich an mein eigenes Sterben. Wie kann ich damit umgehen?
- Habe ich mich mit meinem eigenen Tod schon jemals auseinandergesetzt?

Der bekannte Psychotherapeut Horst-Eberhard Richter macht zu Recht darauf aufmerksam, daß nur die Person einen anderen Menschen angemessen bis zum Tod begleiten und pflegen kann, die sich selber mit dem eigenen Sterben und Tod auseinandergesetzt hat. Ich werde an anderer Stelle noch ausführlicher auf das Thema »Umgang mit Sterben und Tod« (Sterbebegleitung) eingehen.

Wie sehen denn meine ureigenen Gefühle aus im Blick auf die neue Situation?

Ich denke, daß all diese Fragen ernsthaft diskutiert und ehrlich beantwortet werden sollten. Mir war es eine Hilfe, sie einfach zu notieren. So konnte ich mir selber ein etwas klareres Bild machen.

Und auch diese Fragen sind zu stellen:

• Was ist der Hauptgrund, die Pflege zu Hause durchzuführen?

• Pflege ich, weil wir keinen Pflegeplatz gefunden haben?

• Pflege ich, weil ich mir/wir uns keinen Pflegeplatz leisten können?

• Pflege ich, weil ich mich dem/der Pflegebedürftigen gegenüber dazu moralisch verpflichtet fühle?

• Pflege ich aus Liebe oder aus Zuneigung zu dem/der Pflegebedürftigen?

• Pflege ich, weil es der Wunsch der hilfsbedürftigen Person ist?

• Pflege ich, weil mir die Pflege aufgedrängt wurde?

• Pflege ich, weil ich die Pflegeperson in kein Pflegeheim geben will?

• Pflege ich, weil mir Vermögen versprochen wird (Haus, Grundstück, Bargeld)?

• Pflege ich aus Schuld oder Pflicht?

• Pflege ich, weil ich unfähig war, die Pflege abzulehnen?

Aber auch solche Fragen sind wichtig:

• Welche Menschen können mir durch Zuhören oder durch Gespräche helfen?

• Wer kann mir im Pflegealltag zur Seite stehen neben meiner Familie? Hausarzt, ambulante Fachpflegekräfte, Nachbarn oder Freunde?

Wie dauerhaft und wie verläßlich kann man auf solche Unterstützung rechnen?

Oder:

• Welche praktischen Vorbereitungen müssen getroffen werden?

- Ist es sinnvoll, einen Kurs für häusliche Krankenpflege zu besuchen, in dem die Grundlagen der Hauskrankenpflege vermittelt werden? (Kurse dieser Art werden auch von Wohlfahrtsverbänden wie dem Roten Kreuz, dem Arbeiter-Samariter-Bund oder der Arbeiterwohlfahrt angeboten)
- Vielleicht ist es ja auch möglich, daß an einem Kurs über häusliche Krankenpflege nicht nur ein Familienmitglied teilnimmt, sondern möglichst mehrere, damit die Arbeit nicht an dem »Spezialisten« hängenbleibt.

Und weiter:

- Auch das Wahrnehmen von Außenkontakten, zum Beispiel Arztbesuche, Apothekengänge, Verhandlungen mit der Krankenkasse, wird zur Verpflichtung. Habe ich einen eigenen Wagen zur Verfügung oder bin ich auf öffentliche Verkehrsmittel angewiesen?
- Bin ich bereit, Einschränkungen meiner eigenen Wünsche und Ansprüche hinzunehmen?
- Vielleicht über mehrere Jahre?
- Gebe ich für die Pflege meine Berufstätigkeit auf ?
- Habe ich noch mit finanziellen Einbußen zu rechnen?
- Wie ist es mit meiner Rente bestellt?

Vielleicht helfen Ihnen diese Fragen bei Ihrer eigenen Entscheidung: Heimunterbringung oder häusliche Pflege?

Wünsche einer Pflegebedürftigen

- Meine Wünsche sind meist bescheiden und schnell zu befriedigen, doch ich habe oft Angst, euch zur Last zu fallen. Deshalb äußere ich mich nicht.
- Manchmal empfinde ich mich in einer völligen Abhängigkeit, ich könnte es auch als Ausgeliefertsein bezeichnen.

- Verzeiht, wenn ich dann aggressiv oder depressiv werde.
- Benutzt nicht den Begriff »füttern«, ich kenne ihn aus der Tierhaltung
- Ihr könnt mir gern das Essen »reichen«.
- Sprecht bitte nicht von eurem »Pflegefall«!
- Ich bin ein Mensch, der auf Verständnis angewiesen ist.
- Ich spüre das schlechte Klima in der Familie sehr genau und leide darunter.
- Ich möchte, daß Ihr mich aktiviert, damit meine Selbsthilfefähigkeit gefördert wird.
- Kleine Aufgaben möchte ich gern übernehmen.
- Habt Verständnis, wenn ich sie nicht so schnell erledige.
- Ich freue mich, daß Ihr mich am Alltagsgeschehen teilnehmen laßt, denn ich interessiere mich immer noch für die Dinge, die in dieser Welt geschehen.
- Ich bin dankbar, wenn mich Menschen besuchen und nicht meiden.
- Tiere kann ich streicheln, dabei bewege ich meine Hände.
- Mit Tieren kann ich sprechen, wenn ich mich allein fühle.
- Wenn meine Zeit gekommen ist, bitte ich Euch, bei mir zu sein. Ich brauche eine einzige Hand, die meine hält.
- Ich wünsche mir einen würdigen Tod, weder auf der Intensivstation noch an lebensverlängernden Geräten. Wenn es möglich ist, möchte ich gerne zu Hause sterben.

Häusliche Pflege und Pflegealltag - einige Erfahrungen

Wir selbst haben uns die Entscheidung, meine seit 46 Jahren an Diabetes erkrankte Tante ins Haus zu nehmen, nicht leicht gemacht. Von Ärzten erfuhren wir während ihres mehrwöchigen Klinikaufenthaltes nach einer Operation, daß sie als »Pflegefall« entlassen würde und nicht mehr imstande sei, alleine zu leben. Die Situation sei kritisch.

Meine Tante spritzt seit Beginn ihrer Krankheit bis heute Insulin. Ihre Augen verschlechterten sich während ihres Krankenhausaufenthaltes als Folge ihres Diabetes dermaßen, daß sie nicht mehr imstande war, sich selbständig Insulin zu injizieren.

Neben meiner Mutter bin ich die einzige Verwandte. Als Kind lebte ich bis zu meinem achten Lebensjahr mit meiner Tante und meiner Mutter zusammen in einer Wohnung, bevor mein Vater nach langer Kriegsgefangenschaft nach Hause kam. Das Kranksein meiner Tante war für mich etwas Selbstverständliches, ebenso der Anblick, wenn sie sich die Insulinspritze setzte.

So lag es auf der Hand, daß wir - mit ihr gemeinsam - zu einer Entscheidung kommen mußten. Sie selber lehnte eine Heimunterbringung völlig ab und beharrte zunächst darauf, wieder in ihre Wohnung zurückzukehren und sich alleine zu versorgen. Faktisch gab es jedoch nur die Alternative Heimunterbringung oder häusliche Pflege. Eine Heimunterbringung in einer Großstadt wie Düsseldorf, dazu eine kurzfristige, lehnten vor allem unsere beiden damals noch schulpflichtigen Töchter ab, weil sie seit ihrer Geburt eine sehr intensive Beziehung zu meiner Tante hatten. »Wir leben auf dem

38

Land und bewohnen ein großes Haus. Wir könnten doch ein Zimmer für sie freimachen.«

Ich erinnere mich noch sehr gut an unsere Diskussionen, oftmals heftig und lautstark, die wir in diesem Zusammenhang miteinander führten. Vor allem meine Ängste spielten dabei eine entscheidende Rolle: Wird die Arbeit letztlich nicht doch an mir hängenbleiben? Würden wir den Alltag bewältigen, bei allem Einsatz, den die Familie mir versprach? Andererseits: Wenn wir es in unserer privilegierten Wohnsituation und bei der Zustimmung seitens der Familie, beim Beruf meines Mannes als Pfarrer, der möglichen Unterstützung durch meine Eltern und Freunde nicht schafften - welche Familie könnte dann überhaupt einen pflegebedürftigen Menschen in ihrem Haus bzw. in ihrer Wohnung aufnehmen?

Was geht in meiner Tante möglicherweise vor: Umzug von der Großstadt in ein Dorf mit 200 Einwohnern? Abschiednehmen - Altgewohntes, Nachbarschaft, Freunde, Bekannte, Ärzte..., das ganze liebgewordene Umfeld zurücklassen. Der jahrelang vertraute Blick vom Balkon, das Leben in der Straße, die Geschäfte, der Gemüsehändler, die Post gegenüber, das Blumengeschäft, die Heißmangel, die Apotheke, die Sparkasse, die Kirche, die Frauenhilfe, die Gemeindeschwester mit ihrem Geburtstagsgruß, das Kino...

Neubeginn in einem Dorf: Kann ich einen Teil meines Mobiliars mitnehmen in mein neues Zimmer? Werde ich einsam sein oder neue Menschen kennenlernen? Werde ich meinen Lebensrhythmus weiterleben dürfen? Werde ich mit meiner Nichte, ihrem Mann und den Kindern klarkommen? Werde ich ihnen zur Last fallen? Wie aufwendig wird meine Pflege sein? Werde ich sie stören in ihrer Privatsphäre? Werde ich mit meinem Ersparten zurechtkommen? Welche Kosten fallen überhaupt an?

Fragen über Fragen also auf beiden Seiten, ebenso Unsicherheiten und Ängste.

Unser gemeinsamer Neubeginn war nicht einfach: die Zeiteinteilung, das dauernde Bereitstehen, die Eßgewohnheiten, das Kochen, das seltene Alleinsein mit dem Partner und der Familie, das Einarbeiten in das Krankheitsbild, dessen Veränderungen. Vieles mußten wir völlig neu gestalten. Wir alle mußten unser bis dahin geführtes Leben umstellen. Ich fühlte mich oft alleingelassen und isoliert, häufig signalisierte mein Körper: Ich kann nicht mehr. Und meine Gelenkschmerzen nahmen zu, trotz der Unterstützung durch meine Familie, die mir - so gut es ging - half. Bald wurde uns klar, daß wir Hilfe von außen brauchten und die wollte ich gern in Anspruch nehmen.

Nach fünfjähriger Pflege bin ich in Vielem sicherer geworden. Heute weiß ich, wo ich mir Hilfe holen kann. Einiges ist selbstverständlich geworden; die Ängste, die mich oftmals nicht schlafen ließen, habe ich nicht etwa verdrängt, sondern sie mit meiner Familie und mit Freunden und sogar Nachbarn besprechen können. Ich habe mich weitgehend freigemacht von dem Gedanken, daß ich für alles verantwortlich bin. Doch bis dahin habe ich Zeit gebraucht, bei der mir mein Mann, meine Eltern und meine Kinder sehr geholfen haben.

Pflegeorganisation

Vielleicht kann Ihnen mein Tagesablauf, den ich schematisch darstellen möchte, einige organisatorische Hinweise geben. Ich kann nur empfehlen, bei der Pflegeorganisation planvoll und sinnvoll vorzugehen. Ebenso sollten Sie sich überlegen, ob Sie selber alle Aufgaben ausführen müssen und ob diese alle notwendig sind.

Ich habe bei der Auflistung festgestellt, daß ich nicht rund um die Uhr zur Verfügung stehen muß, obwohl ich durch die diabetische Erkrankung gezwungen bin, mit der Uhr zu arbeiten. Das bedeutet zum Beispiel, daß das Spritzen von Insulin in regelmäßigen Zeitabständen erfolgen und daß eine halbe Stunde später die Mahlzeit eingenommen werden muß.

Ich habe mir vor meiner Planung bereits verschiedene Informationen eingeholt:

- Gibt es finanzielle Hilfsangebote zur Bezahlung professioneller Dienste?
- Welche Arbeiten könnten von der Sozialstation oder von einem ambulanten Pflegedienst übernommen werden?
- Wie sieht die Versorgung der Pflegeperson am Wochenende aus?
- Gibt es in meiner Nähe die Möglichkeit stationärer Kurzzeitpflegeeinrichtungen?
- Wo gibt es Tagespflegeeinrichtungen und welche Aufgaben können sie übernehmen?
- Wo gibt es für den »Notfall« verschiedene gute Altenheime, auf die ich zurückgreifen kann, falls ich mich mit der häuslichen Pflege überfordert fühle?
- Wo gibt es Angebote, etwa Gesprächskreise für pflegende Angehörige oder eine »Ärztliche Beratungsstelle für ältere Bürger und ihre Angehörigen«, wie z.B. in Halle oder in Weimar, wo sich inzwischen unter dem Dach des Diakonieverbundes Weimar eine Psychosoziale Kontakt- und Beratungsstelle etabliert hat, bei der eine Psychologin und eine Sozialarbeiterin für ältere Menschen und ihre Angehörigen da sind und für psychologisch-therapeutische Beratungsgespräche zur Verfügung stehen.
- Ich habe von »Mahlzeitendiensten« gehört. Wie arbeiten sie in der Praxis?

Von pflegenden Angehörigen weiß ich, daß ihnen vor der Übernahme der Pflege nicht immer die Zeit zur Verfügung stand, sich sorgfältig und in aller Ruhe über die notwendigen Vorbereitungen und Hilfsangebote zu erkundigen, und daß viele Pflegebedürftige vom Krankenhaus direkt in die Pflege entlassen werden. Hier sollten Sie sich durch den Sozialen Dienst der Kliniken, den Hausarzt, die ambulanten Pflegedienste oder auch die Sozialämter beraten lassen.

Mein Tag verläuft so:

6.30 Uhr	Kaffeetrinken, Zeitungslesen
7.30 Uhr	Eventuell Töpfen, Blutzuckerkontrolle mit elektronischem Meßgerät, Spritzen (danach wird der Zeitwecker auf 8.00 Uhr gestellt)
8.00 Uhr	1. Frühstück (mit abgewogenem Brot und Aufstrich lt. Tabelle für Diabetiker) Bereits hier unterstützt mich meine Familie: Entweder spritzt mein Mann oder eine meiner Töchter, und ich bereite in dieser Zeit das Frühstück zu oder wir verfahren umgekehrt. Tabletten stehen in einem Verteilerkästchen neben der Teetasse. Nach dem Frühstück schläft unsere Tante bis 10.30 Uhr bis zur Ankunft des privaten Pflegedienstes, der die Grundpflege übernimmt. In der Zeit von ca. 8 Uhr bis 11 Uhr habe ich die Möglichkeit, die häuslichen oder privaten Dinge zu erledigen, das Essen vorzubereiten, einkaufen zu gehen etc.
10.30 Uhr	für die Grundpflege, also Waschen, Duschen oder Baden, Haar-, Mund- und Hautpflege, Aus- und Anziehen und zum Mobilisieren habe ich mir Hilfe geholt, die ich nun schon fünf Jahre in Anspruch nehme und auf die ich nicht verzichten möchte. Ich habe mich für den privaten Pflegedienst entschieden. Sie haben jedoch genauso gut die Möglichkeit, die Sozialstation der Diakonie oder eine andere Gemeindepflegestation für einen Patienten in Anspruch zu nehmen.
11.00 Uhr	2. Frühstück

11.20 Uhr - 11.45 Uhr	gemeinsamer Spaziergang, oft mit unserem Hund, soweit es der Gesundheitszustand meiner Tante erlaubt. Dabei habe ich in den Jahren die Erfahrung gemacht, daß unser Hund ein ganz wichtiger Therapeut ist. Er wird gestreichelt, er wird berührt, dabei müssen die Hände bewegt werden. Er wird gefüttert und zeigt unmittelbare Reaktionen, auf die der pflegebedürftige Mensch positiv reagiert. Er spricht das Tier an. Häufig habe ich von ähnlichen Reaktionen aus dem Gesprächskreis »Pflegende Angehörige« erfahren. Ob Hund, Vogel oder Katze, das Tier als Therapeut sollte nicht unterschätzt werden.
12.00 Uhr	Meine Tante erledigt kleine Aufgaben. Staubwischen in ihrem Zimmer, einige Dinge in der Küche spülen oder Kartoffelschälen. Manches Glas kann dabei zu Bruch gehen, und das Kartoffelschälen dauert in unseren Augen »Stunden«. Doch bedenken Sie, daß kleine alltägliche Dinge, die selbst getan werden können, dem Pflegebedürftigen das Gefühl vermitteln, daß er noch etwas »leisten« kann und daß er gebraucht wird. Vermeiden Sie es, einen bestimmten Zustand erreichen zu wollen. Mit Phantasie, Beobachtungsgabe und Einfühlungsvermögen erleichtern Sie sich selber den Umgang mit der täglichen Pflege.
12.30 Uhr	Blutzuckerbestimmung und Spritzen
13.00 Uhr	Mittagessen
	Nach dem Mittagessen übernimmt unsere Tante wieder kleinere Aufgaben, die ich vorher mit ihr abspreche. Im Winter ist das Bedürfnis nach Mittagsruhe zum Beispiel stärker ausgeprägt als im Sommer, und ich habe selbst die Erfahrung

gemacht, daß Inaktivität gefährlich werden kann. Sogenanntes »Lauftraining«, wie ich unsere Spaziergänge bezeichne, halte ich für äußerst wichtig, vor allem für die Beweglichkeit der Gelenke. Der pflegebedürftige Mensch spürt so am ehesten seine Grenzen, seine Unsicherheiten und seine Fähigkeiten, die er trainiert. Dabei können Kräfte geweckt und gestärkt werden.

Bei einem Spaziergang verläßt der pflegebedürftige Mensch sein gewohntes Umfeld und spürt, daß er noch am Leben teilnimmt. Ein »Tapetenwechsel« ist je nach Krankheitsbild zu empfehlen.

Die früher oft verordnete Ruhe bringt nach neueren Erkenntnissen vielen alten Menschen eher Schaden. Bett und absolute Ruhe sollen nur sehr sparsam verordnet werden, möglichst nur in akuten Situationen und die Devise sollte lauten: »Fördern durch Fordern«. Mit »totaler Betreuung« tut man sich nicht nur selbst keinen Gefallen, alte Menschen werden dabei auch geradezu zur Hilflosigkeit erzogen. Es geht um eine aktivierende Pflege und die sollte jeder/jede Pflegende im Auge behalten.

Nach dem Mittagessen gibt es mindestens eine halbe Stunde Mittagspause für mich selber, die ich nötig habe, um meine eigenen Kräfte zu reaktivieren.

16.00 Uhr   Kaffeetrinken (Hier ist wieder eine kleine Zwischenmahlzeit erforderlich)

Den Nachmittag gestalte ich völlig unterschiedlich. Meine Tante ist nicht mehr anonym in ihrem Umfeld, es gibt nachbarschaftliche Kontakte und Gespräche, im Sommer sitzt sie auf der Terrasse und ist am Leben »draußen« weitgehend beteiligt. Uns allen scheint es wichtig, sie am normalen Alltag mit seinen Höhen und Tiefen zu beteiligen, denn unser Leben geht ja weiter.

17.30 Uhr   der private Pflegedienst kommt zur Behandlungspflege (Blutzuckerkontrolle, Spritzen, Augentropfen verabreichen).

Uns schien es wichtig, gerade zu diesem Zeitpunkt eine Hilfe zu haben. Beruflich sind wir beide - mein Mann und ich - zu dieser Zeit oft nicht im Haus.

18.00 Uhr   Abendbrot (Das Brot wird von uns abgewogen, von meiner Tante selber zubereitet)

Dann beginnt »ihr« Abend in ihrem Zimmer vor ihrem »eigenen« großen Fernsehapparat und ihren Programmen, die sie gerne sieht. Wir stören uns nicht in unseren Fernsehgewohnheiten. Auch Telefonate können von ihrem eigenen »Blindentelefon« mit extra großer Tastatur geführt werden, die sie allerdings trotz der Größe nicht bedienen kann. Abends liegt unser Hund oft neben ihr, so daß sie selten allein im Haus ist. Wir können nun das Haus verlassen bis

21.30 Uhr.   Dann erfolgt wieder eine Blutzuckerkontrolle mit anschließender Injektion, eine halbe Stunde später eine letzte Obst-Nachtmahlzeit. Oft haben unsere Töchter das abendliche Spritzen übernommen, das sie anfangs in Anwesenheit einer befreundeten Ärztin an einer Apfelsine geübt haben.

Natürlich ist es eine Gratwanderung, in welcher Weise Sie Ihre Kinder in den Pflegealltag mit einbeziehen. Und wenn sie sich beteiligen, dann sollten sie es wirklich freiwillig tun. Der tägliche Umgang mit Krankheit und Tod kann für Familienangehörige so belastend sein, daß sie sich der Begegnung immer mehr entziehen und sich immer häufiger außerhalb des Hauses aufhalten. Gerade auch bei inkontinenten Pflegepersonen, also Frauen und Männern, die nicht mehr in der Lage sind, Harn- oder Stuhlausscheidung zu steuern, wird der Umgang mit dem Kranken für den Angehörigen und die Familie zu einer oft nicht mehr zu ertragenden Belastung. Ein Teufelskreis kann entstehen: Der Kranke leidet selber unter seiner Situation, der Pflegende sollte möglichst seine Gefühle von Ekel dem Kranken nicht zeigen. Die Pflegeperson kostet es auch oft große Überwindung, einem anderen Menschen beim Abführen oder Urinieren zu helfen.

Wider den »Pflegefall«

Wir fordern alle in der Altenarbeit professionell Tätigen auf, auf die Verwendung des Begriffs »Pflegefall« und das damit verbundene Denken und Handeln zu verzichten:

»Pflegefall« ist ein diskriminierender Begriff, der - fachlich unrichtig - nahelegt, die so bezeichneten Menschen seien nicht mehr medizinischen, therapeutischen und rehabilitativen Interventionen zugänglich bzw. ihrer würdig.

»Pflegefall« ist ein volkstümlicher, kein Rechtsbegriff. Er wird in der Verwaltungssprache benutzt zur Kennzeichnung der fehlenden Krankenhauspflegebedürftigkeit. Bei den hier zu treffenden Entscheidungen sind oftmals nicht fachlich fehlende Interventionsmöglichkeiten maßgeblich, sondern fehlende Rehabilitationsangebote, sowohl stationär als auch ambulant.

Der Begriff »Pflegefall« spricht in seiner generalisierenden und stigmatisierenden, auf Defizite konzentrierten Sichtweise den betroffenen Menschen Lebensperspektiven ab und beraubt sie ihrer Persönlichkeit.
»Pflegefall-Denken« widerspricht einer professionellen Pflegephilosophie, die die Einzigartigkeit eines Menschen, seine - bei aller Abhängigkeit bestehenden - Fähigkeiten und die Prozeßhaftigkeit von Pflege herausstellt.

»Pflegefall-Denken« ist ungerontologisch, indem es den betroffenen Menschen auf seine Defizite reduziert, ihm Entwicklungsmöglichkeiten abspricht und ihm damit Lebensmut nimmt.

»Pflegefall-Denken« signalisiert einen Achtungsverlust gegenüber Menschen, die Hilfe benötigen. Es ist unsolidarisch, da es ausgrenzend wirkt und sollte auch die betroffen machen, die zwar heute noch nicht, aber morgen vielleicht Opfer dieses Denkens sein können.
(aus: Evangelische Impulse 3/90)

Nachbarschaftshilfe

Oft holen wir uns Hilfe bei unserer Nachbarin, die glücklicherweise Krankenschwester ist. In vielen Situationen erweist es sich als wichtig und gut, Nachbarn, Kollegen, Freunde und Bekannte zu haben, die beim Einkauf, im Haushalt, bei Reparaturen behilflich oder auch nur einfach für ein »Schwätzchen« da sind.

Eine Folge der immer kleiner werdenden Familie wird sein, daß in Zukunft weniger Helfer da sein werden und die Zahl der alleinlebenden Menschen weiter wachsen wird. (Schon heute leben laut Auskunft des Kuratoriums Deutsche Altenhilfe 53% der über 75jährigen allein in ihrem Haushalt). Das bedeutet, daß den »sozialen Netzwerken« außerhalb der Familie künftig noch stärkere Bedeutung zukommen wird. Allerdings setzt Nachbarschaftshilfe gute Nachbarschaftsbeziehungen voraus und daran muß frühzeitig gearbeitet werden und nicht erst dann, wenn der Mensch alt geworden ist.

Nicht nur die Familien von nebenan rechnen zur Nachbarschaft, sondern das gesamte bekannte Umfeld, in dem man jahrelang lebt: das Lebensmittelgeschäft, der Kiosk, die Reinigung, die Gastwirtschaft, die Apotheke und der Arzt.

Ich habe in unterschiedlicher Form Nachbarschaftshilfe erfahren: Die Friseurin kam ins Haus, und von unserem Apotheker bekam ich die Medikamente gebracht oder konnte das Rezept später nachreichen. Die Brötchen wurden mir vor die Tür gelegt und die Getränkekiste wurde mir in den Keller gebracht.

Neben dieser Hilfe ohne große Worte gibt es auch organisierte Nachbarschaftshilfe, bei der sich Menschen mit der Unterstützung von Wohlfahrtsverbänden oder Seniorenorganisationen zusammengetan haben, um anderen Menschen zu helfen. Die Kontakte können Sie über Ihre Gemeinde- oder Stadtverwaltung erfahren.

Im Bundesland Brandenburg gibt es z.B. den Verein »Jahresringe«.

In der Industriestadt Hennigsdorf haben sich Rentner und Rentnerinnen zusammengeschlossen, um ehrenamtliche Hilfe zu organisieren. Es gibt eine ganze Reihe von Beispielen nachbarschaftlicher Hilfe, in denen alte Menschen, Schüler, Studenten, Berufstätige und Hausfrauen zusammenarbeiten, um älteren Menschen die Voraussetzungen für ein möglichst langes, unabhängiges und selbstbestimmtes Leben in ihrer vertrauten Umgebung zu ermöglichen.

Kenntnis über das Krankheitsbild

Pflegende Angehörige sollten über das Krankheitsbild gut informiert sein. Dazu gibt es unterschiedliche Informationsmöglichkeiten: Gesprächskreise und Interessenverbände oder auch Fachliteratur aus Apotheken, Selbsthilfegruppen und das regelmäßige Gespräch mit Ihrem Arzt.

Wenn Sie das Gespräch mit Ihrem Arzt über Ihre Pflegeperson suchen, dann berücksichtigen Sie allerdings, daß der Arzt in erster Linie diagnostiziert und therapiert. Krankenpflege orientiert sich nicht in erster Linie an der Krankheit, sondern an der Lebensführung und den Aktivitäten des täglichen Lebens eines bestimmten Menschen.

Nicht immer erhält die lebensqualitätsverbessernde und damit auch die lebenserhaltende Dimension der Pflege die richtige Anerkennung. Zu stark tendiert die gesellschaftliche Ausrichtung auf die »Allheilkraft« Medizin und so wird von unserem Gesundheitswesen das krankheitsorientierte medizinische Handlungskonzept ganz klar bevorzugt und belohnt. Es kann nicht nur um die Wiederherstellung eines möglichst intakten Körpers gehen, der zu pflegende Kranke in seiner ganzen Persönlichkeit muß in den Mittelpunkt gestellt werden.

Ich denke, daß es auch für einen Arzt schwierig ist, sich mit dem Alter zu befassen und sich mit dem täglichen Verfall alternder und sterbender Menschen auseinanderzusetzen - und das in einer Gesellschaft, die das »Altwerden« weitgehend ignoriert. Was die Information verschiedener Ärzte zum Beispiel über die Verordnungsfähigkeit von Hilfsmitteln anbelangt, so kann sie eher als dürftig bezeichnet werden. Eine bessere Hilfe war mir dabei oft die Fachpflegekraft.

Die Kenntnis über das Krankheitsbild ist deshalb ganz wichtig, damit der/die pflegende Angehörige über gewisse Verhaltensauffälligkeiten nicht geschockt ist, sondern sie dem Krankheitsbild entsprechend einordnen kann. Dies gilt besonders für die verbreitete Krankheit des Altersdemenz, der durch arteriosklerotische Veränderungen der Gehirngefäße oder durch spezielle Erkrankungen und Veränderungen des Gehirns selbst (z.B. Morbus Alzheimer) entstehen kann.

Gerade bei der sogenannten senilen Demenz stellt man plötzlich Orientierungsschwierigkeiten, Vergeßlichkeiten, zeitweiliges Nichterkennen und Nichterfassen von Personen oder Situationen fest. Der Angehörige ist dann erschreckt über solche »Ausfälle« und kann das für ihn plötzliche störrische Verhalten, der Pflegeperson, ihre Böswilligkeit oder Gleichgültigkeit nicht einordnen. Viele Angehörige sprechen sogar von Feindseligkeit und wissen nicht, daß hirnorganische Vorgänge das Verhalten des Kranken beeinflussen und daß ihm ganz allmählich Fähigkeiten und Bindungen, ebenso Vertrautheiten verlorengehen.

Bei der Zuckerkrankheit (Diabetes mellitus) handelt es sich um eine chronische Erkrankung. Der Mangel oder die Nichtproduktion von Insulin (Bauchspeicheldrüsenhormon) bewirkt zu hohe Blutzuckerwerte. Häufig ist der Erwachsenen- oder Altersdiabetes (Typ II-Diabetes). Hier fehlt das Insulin nicht gänzlich, es ist lediglich ein Mangel vorhanden. Kohlenhydrate werden im Körper zu Glukose verstoffwechselt, die nur mittels Insulin in Muskel-, Leber- und Fettzellen gelangt.

Bei Insulinmangel verbleibt also zuviel Glukose im Blut, die Blutzuckerwerte steigen an. Doch nicht nur der Glukosestoffwechsel ist gestört, sondern auch der Eiweiß- und Fettstoffwechsel wird durch den Insulinmangel beeinträchtigt.

Nicht nur der Diabetiker selber sollte geübt und geschult sein im Umgang mit seiner Krankheit, bei der es zur Unterzuckerung kommen kann infolge zu spät oder zu wenig aufgenommener Nahrung. Es kann zu Sehstörungen, Hunger, Müdigkeit, Kopfschmerzen, Bewußtseinstrübung bis hin zum Bewußtseinsverlust kommen. Hier muß unmittelbar durch die Gabe von Traubenzucker oder Säften reagiert werden, bei Bewußtlosigkeit ist sofort der Arzt zu verständigen.

Bei der Überzuckerung kann es zum Brechreiz kommen, zu starkem Durstgefühl, Trockenheit von Mund und Schleimhäuten und Bewußtseinstrübung bis hin zum Bewußtseinsverlust. Die Überzuckerung ist eine lebensbedrohliche Stoffwechselentgleisung, bei der unmittelbar der Notarzt verständigt werden sollte.

Infektionen und Fieber, seelischer Streß, Überschreiten der Diät und mangelnde Insulinzufuhr können Gründe einer Überzuckerung sein. Wenn es dem Kranken möglich ist, sollte er so viel Wasser wie möglich trinken.

In einem vierwöchigen Rhythmus habe ich eine geschulte Fußpflegerin ins Haus bestellt. Die Füße und Fußsohlen sind bei Diabetikern in besonderer Weise zu beachten. Die kleinste Verletzung kann bereits ein diabetisches Gangrän (»fressendes Geschwür«) verursachen, was dann nicht selten zur Amputation des Fußes führt.

Die regelmäßige ärztliche Untersuchung ist Pflicht, ebenfalls der regelmäßige Besuch (gerade bei Diabetikern) beim Augenarzt, aber auch Herz und Nieren benötigen ganz besondere Beachtung.

Alterskrankheiten

Die Fähigkeit des menschlichen Organismus, sich auf wechselnde Lebensumstände einzustellen und alle Funktionen des Körpers im Gleichgewicht zu halten, nimmt im höheren Alter ab. Allerdings altern nicht alle Menschen gleich schnell.

Allgemein läßt sich sagen, daß sich im Alter die Krankheiten bei vielen Menschen häufen. Oft nehmen sie einen längeren, nicht selten chronischen Verlauf. Zugleich nimmt die Schmerzempfindlichkeit meist ab.

Einige Erscheinungsbilder im einzelnen:

Von den inneren Organen sind in erster Linie naturgemäß Blutgefäße vom Altern betroffen. Die Abnutzungserscheinungen des Blutgefäßsystems führen vor allem zu Durchblutungsstörungen.

• Im Bereich des Herzens reichen sie von der Angina pectoris (»Enge der Brust« = echte Herzschmerzen) bis zum Herzinfarkt.

• Die mangelnde Durchblutung des Gehirns äußert sich in Form der Vergeßlichkeit bis hin zur Wesensveränderung (= Altersdemenz).

»Als Demenz wird der Verlust erworbener intellektueller Fähigkeiten, vor allem des Gedächtnisses und der normalen Persönlichkeit, infolge einer Hirnschädigung verstanden. Die Leistungsfähigkeit des Gehirns läßt auch bei gesunden Menschen mit zunehmendem Alter nach. Bei an Demenz erkrankten Menschen ist das Ausmaß des Leistungsverfalls jedoch sehr viel größer. Die Beeinträchtigungen machen sich besonders bei Gedächtnisleistungen, der Fähigkeit, Probleme zu lösen, bei der Sprache und Kommunikationsfähigkeit bemerkbar. Man unterscheidet verschiedene Formen der Demenz, die sich

in Krankheitsentstehung und -verlauf unterscheiden: (...)
Alzheimer Krankheit

Die Ursachen für die Entstehung der meist im 5.-6. Lebensjahrzehnt erscheinenden Alzheimer Krankheit sind noch nicht genau geklärt; die Veranlagung dazu wird aber vererbt. Die normale Altersdemenz beginnt erst in einem viel höheren Lebensalter.

Bei den erkrankten Patienten wird ein Eiweißkörper in den Nervenzellen des Gehirns abgelagert, der die normale Funktion dieser Zellen stört. Bei der Ausweitung der Krankheit findet sich dieses Protein in immer mehr Zellen, was zu den fortschreitenden Funktionsausfällen bei den Patienten führt.

Der Beginn der Alzheimer Krankheit verläuft schleichend. Anfangs macht sich nur eine gesteigerte Vergeßlichkeit bemerkbar. Mit der Zeit fallen immer mehr intellektuelle Fähigkeiten aus, so daß der Patient keine vielschichtigen Aufgaben mehr lösen kann. Schließlich ist er nicht mehr in der Lage, sich richtig anzukleiden, er verliert die Kontrolle über Blase und Stuhlgang, erkennt seine Angehörigen nicht mehr, kann nur noch wenige Worte sprechen und fällt im Endstadium der Krankheit ins Koma. Diese Entwicklung zieht sich im Allgemeinen über mehrere Jahre hin.« (St. Hof, Moderne Hauskrankenpflege, S. 228f)

• Beim Schlaganfall werden durch Massenblutung oder Erweichung Hirnteile zerstört.

• Schwerhörigkeit im Alter wird häufig durch unzureichende Durchblutung des Innenohres hervorgerufen.

• Durchblutungsstörungen der Glieder - besonders der Beine - führen zu Wadenkrämpfen.

• Oft kommt es im Verlauf der Durchblutungsstörungen auch zu offenen Stellen am Unterschenkel, die nur schwer heilen. Diese Geschwüre sind möglicherweise Vorboten des Altersbrandes. Wird ein Fuß oder Unterschenkel nicht mehr durchblutet, so wird er erst kalt, nimmt dann blaue Färbung an und stirbt schließlich ab.

• Der Altersdiabetes rührt von einer Leistungsschwäche der Bauchspeicheldrüse her, deren Zellen das Insulin bilden.

• Die Folge von mangelndem männlichem Geschlechtshormon ist eine Wucherung der Prostata (= Vorsteherdrüse). Das Wasserlassen wird so erschwert. Daraus können sich Blasen- und Nierenbeckenentzündungen entwickeln.

• Auch die Anzahl der Geschwulstkrankheiten steigt im Alter. Vor allem Hautkrebse, Darm- und Kehlkopfkarzinome nehmen zu.

• Arthrotische Veränderungen an allen Gelenken (Hüft-, Knie- und Wirbelgelenken) sind die Folge mangelnder Versorgung dieser blutgefäßlosen Knorpel.

• Knochenbrüche, wie z.B. der häufige Schenkelhalsbruch nehmen im Alter deswegen zu, weil der Knochen in einem natürlichen Alterungsprozeß entkalkt. Das beruht jedoch nicht etwa auf der mangelnden Zufuhr von Mineralien. Das längere Krankenlager aufgrund von Knochenbrüchen führt nicht selten zu einer Lungenentzündung, die der altersschwache Mensch aufgrund verminderter Infektionsabwehr häufig nicht überwindet.

Die Altersmedizin sieht eine ihrer wichtigen Aufgaben in der Vorbeugung der Alterskrankheiten. Dazu zählt neben der körperlichen Bewegung vor allem auch fettarme, eiweiß- und vitaminreiche Kost.

»Wer auch im Alter in einer Familie leben kann, der leidet meist weniger unter den unvermeidlichen Alterserscheinungen als Alleinstehende. Die kleinen Pflichten des Alltags und die tätige Teilnahme an den Freuden und Sorgen der jüngeren Generation halten ältere Menschen erfahrungsgemäß mobil. Wer hingegen seine ganze Aufmerksamkeit auf die Beschwerden richtet, an denen sich leider häufig nichts Grundsätzliches bessern läßt, nimmt die Alterserscheinungen deutlicher und meist schmerzvoller wahr.« (Hans Halter, Das Große ADAC Gesundheitsbuch, München 1982, S.453. Vgl. dazu auch: Gerd Seibert, Erhard Wendelberger, Lexikon 2000, Alterskrankheiten, Weinheim 1984, S.223)

Ambulante Pflegedienste

Im Bereich der ambulanten Altenhilfe zählen Sozialstationen heute zu den bekanntesten Diensten. Sie werden meist von den Verbänden der Freien Wohlfahrtspflege getragen. Von einem Schwerpunkt in der pflegerischen Versorgung bündeln Sozialstationen heute eine Vielfalt verschiedener Dienstleistungen. So hilft die Sozialstation z.B. bei der Vermittlung - sie kennt die örtlichen Angebote, weiß, wer Essen auf Rädern anbietet und wo es einen Fahrdienst gibt. Meistens kennen sich die Mitarbeiter so gut in unserem Sozialrecht aus, daß sie auch bei vielen Fragen nach Finanzierungsmöglichkeiten und Kosten behilflich sein können. Ebenso gibt es Leistungen im Bereich der Grund- und Behandlungspflege, im Bereich Hilfen im Haushalt, Reise- und Kurvermittlung, Hilfsmittelverleih, Vermittlung von Selbsthilfegruppen für pflegende Angehörige.

Wenn Sie im Branchen-Telefonbuch unter »Krankenpflege« nachschlagen, finden Sie neben den Sozialstationen in der Trägerschaft der freien Wohlfahrtsverbände auch noch andere

Eintragungen. Das sind zum einen privatgewerbliche Pflegedienste, die zur Zeit wie Pilze aus dem Boden schießen. Sie
finden darunter große Unternehmen mit zahlreichen Angestellten, sie finden aber auch einzelne Pflegekräfte, die sich in einer
Art »Ein-Mann-Unternehmen« selbständig gemacht haben.

Es ist bei den vielen Angeboten nicht leicht, den Ihren
Wünschen und Erfordernissen entsprechenden »richtigen«
Pflegedienst zu ermitteln. In meinem ländlichen Umfeld erfuhr ich durch Nachbarschaft, Freunde und Bekannte etwas
über die fachlich korrekte Arbeit der verschiedenen ambulanten Pflegedienste.

Mir scheint es wichtig und empfehlenswert, bei der Aus-
wahl möglichst genaue Informationen einzuholen:

• Fragen Sie bei der Krankenkasse, ob ein Pflegedienst emp-
fohlen werden kann und ob ein in Aussicht genommener Pflegedienst einen Vertrag mit der Kasse abgeschlossen hat.

• Lassen Sie sich ein Informationsblatt des Pflegedienstes
zusenden und stellen Sie auch Vergleiche an.

• Achten Sie darauf, daß die Pflege hauptsächlich von ex-
aminierten Pflegekräften durchgeführt wird.

• Klären Sie, ob es ein ausreichendes Informationsgespräch
über die angebotenen Pflegeleistungen, den Beginn und die
Organisation des Einsatzes, die Kosten im einzelnen und insgesamt und über die Finanzierungsmöglichkeiten gibt.

• Achten Sie darauf, daß die Mitarbeiter und Mitarbeiterinnen sich eingehend über die Krankheitsgeschichte informieren und einen ersten Besuch zum Kennenlernen machen.

• Achten Sie weiterhin darauf, ob es eine Pflegedokumen-
tation gibt, in der Pflegeziele und -maßnahmen sowie auch
die Verordnungen des Arztes festgehalten werden.

• Klären Sie frühzeitig, ob der Pflegedienst immer erreich-
bar ist.

(Empfehlungen nach: Hilfe und Pflege im Alter, hg. vom
Kuratorium Deutsche Altershilfe, München 1994)

Von den Krankenkassen erhalten Sie Auskunft darüber, mit welchen ambulanten Pflegediensten sie Vertragsbeziehungen unterhalten. Besondere Bestandteile dieser Verträge sind - neben anderen - Regelungen zur Qualifikation der eingesetzten Pflegekräfte, die Fort- und Weiterbildung des Pflegepersonals, aber auch die Qualitätskontrolle.

Bärbel Busch aus Wuppertal hat sich - nach langen Jahren als Pflegedienstleiterin in einem Krankenhaus - in der ambulanten Krankenpflege selbständig gemacht. »Wir sind jetzt insgesamt sieben Schwestern und Pfleger im Pflegeeinsatz. Im Gegensatz zu den Sozialstationen bieten wir nur häusliche Krankenpflege an, ein weiteres Angebot haben wir nicht. Wenn sich jemand bei mir meldet und weitere Hilfe im häuslichen Bereich benötigt, so vermittle ich ihn an die Wohlfahrtsverbände weiter. Bei uns im Wuppertaler Bereich gibt es weit mehr als 30 private Pflegedienste. Der größte Teil der privaten Anbieter hat sich zu einer Arbeitsgemeinschaft 'Freie ambulante Krankenpflege e.V.' in Wuppertal zusammengefunden. Ich bin die 1. Vorsitzende dieser Arbeitsgemeinschaft. Wir betrachten uns u.a. als positive Kontrolle der Sicherung der Pflegequalität einzelner Anbieter. Auf diese Weise hoffen wir, die sogenannten 'schwarzen Schafe', die es in unserem Beruf genauso gibt wie anderswo, erkennen und ausgrenzen zu können. Ich habe festgestellt, daß viele Menschen sich erst über das Gesundheitssystem vor Ort informieren, wenn die Situation da ist. Leider geht man dann oft ganz hektisch damit um. Die Qualität eines Pflegedienstes mißt und erkennt man daran, ob er examiniertes Personal beschäftigt und ob er über sein Angebot gründlich und ehrlich informiert.« (Aus: Hilfe und Pflege im Alter, hg. vom Kuratorium Deutsche Altershilfe, München 1994, S. 41)

Prof. Dr. Ingo Füsgen, Lehrstuhl für Geriatrie in Witten/Herdecke und Chefarzt der 3. Medizinischen Klinik, Kliniken St. Antonius in Velbert äußerte sich beim 5. Expertenhearing des Forums Häusliche Pflege e.V. in Kassel zum Thema »Qualitätssicherung in der häuslichen Pflege« so: »Es ist kein Geheimnis, daß es - wie könnte es unter Menschen auch anders sein - natürlich auch in der ambulanten Pflege sogenannte schwarze Schafe gibt. Mit dieser Aussage soll keineswegs die hochqualifizierte Arbeit der meisten ambulanten Pflegedienste disqualifiziert werden. Aber solche schwarzen Schafe müssen ausgegrenzt bzw. durch Qualitätsüberprüfung auf den richtigen Weg zurückgeführt werden. Es ist auch kein Geheimnis, daß manche Leistungen nicht nur unvollkommen und nicht fachgerecht zu Hause durchgeführt werden, sondern unter Umständen überhaupt nicht erbracht und trotzdem abgerechnet werden. Man hat sogar den Eindruck, daß teilweise eine stillschweigende Duldung von Seiten der Kostenträger im Spiele ist. Dies kann und darf aber keinesfalls eine Regelung auf Dauer sein, denn sonst käme sehr schnell die im hohen Maße von uns auch benötigte qualifizierte häusliche Pflege in Verruf.«

Seit über fünf Jahren nehme ich die Hilfe eines privaten Pflegedienstes in Anspruch, ebenso besuche ich - wenn auch nicht immer regelmäßig - eine Gesprächsgruppe für pflegende Angehörige. Aus den Gesprächen konnte ich immer wieder entnehmen, daß viele Frauen erst sehr spät die Hilfe der ambulanten Pflege in Anspruch genommen haben. 80% der Angehörigen entscheiden sich nicht etwa für die Pflegeleistung, die ihnen für die Betreuungsarbeit von den gesetzlichen Krankenkassen zuerkannt wird (das ist der tägliche Einsatz einer Pflegekraft), sondern nach wie vor für das Pflegegeld.

Von Familienpflege ist in der häuslichen Pflege oft die Rede, und ich denke, daß das irreführend ist. In den meisten Fällen betreut eine einzelne Person, meist eine Frau, und es ist völlig falsch zu glauben, daß eine intakte Familie sich gegenseitig Tag und Nacht unterstützt. Warum so viele pflegende

Angehörige immer noch auf professionelle Hilfe von außen verzichten, hat sicherlich verschiedene Gründe: Mangelnde Information spielt hier eine Rolle, die Angst, finanziell tief in die Tasche greifen zu müssen, die Angst, daß Fremde das Haus betreten, die Angst vor Einmischung und Kontrolle durch Dritte, Angst vor Kritik und die Haltung, bisher ist es auch so gegangen.

Ich selber »pflege« die MitarbeiterInnen des Pflegedienstes in unserem Haus auf meine Art. Ich nehme mir Zeit für sie und ich bin froh, daß sie mir bei einer Tasse Kaffee zuhören, daß ich meine Fragen stellen kann, die mir im Blick auf Pflege und Krankheitsbild wichtig sind. Wir beobachten gemeinsam das veränderte Sozialverhalten, den zeitweise gesteigerten oder verminderten Antrieb, die plötzliche auffällige Kontaktfreudigkeit oder die mangelnde Kommunikation unserer Pflegebedürftigen. Wir verständigen uns über die plötzliche Unbeweglichkeit, den schlechten Schlaf, die Ernährung und die Orientierung und über die psychische oder physische Beeinträchtigung. Wir überlegen gemeinsam, wie wir mit den Veränderungen an den Füßen, bedingt durch den Diabetes, umgehen sollen und ob es günstig ist, einen Arzt aufzusuchen.

In all den Jahren haben wir uns gegenseitig kennen- und schätzengelernt mit all unseren Stärken und Schwächen. Und wenn es Schwächen gab, konnten wir uns auch darüber verständigen.

Ausgebrannt

Aus verschiedenen Gesprächen mit Altenpflegerinnen habe ich herausgehört, daß sie sich oftmals ebenso ausgebrannt fühlten wie die Pflegepersonen in der häuslichen Pflege, daß sie nicht selten erschöpft und müde und häufig krank sind.

Bedauerlicherweise sind oft die qualifizierten Kräfte aus der Pflege ausgestiegen, und ich habe mich gefragt, ob das so sein muß.

Aus verschiedenen Untersuchungen weiß ich inzwischen, warum das so ist: Diejenigen scheinen am ehesten »auszubrennen«, die auch »gebrannt« haben, also voll in ihrem Beruf aufgegangen sind, sozusagen mit Feuereifer. Enttäuschung, Frustration oder falsche Vorstellungen über das, was sie in der Wirklichkeit erwartet, spielten da eine entscheidende Rolle.

Ich habe inzwischen gelernt, daß das Ausgebranntsein nicht nur ein Problem der Pflegekräfte der ambulanten Pflege oder der Pflegeeinrichtungen ist, sondern auch mein eigenes werden kann. Es gab viele Tage von »Ausgebranntsein« und den Wunsch, aus dieser Situation wegzulaufen. Ich denke, man muß einfach wissen, daß solche Befindlichkeiten zum Pflegealltag gehören.

Die hohen Ansprüche, die Pflegebedürftige an Pflegekräfte stellen, führen zwangsläufig zu der Frage nach Nähe und Distanz. Und letztlich ist es auch meine Frage. Wo grenze ich mich ab? Der Wunsch nach Nähe und dauerndem Kontakt, nach Gesprächen und Vorlesen ist da, und meistens bin ich als Pflegeperson ja der einzige Kontakt zur Außenwelt. Ich persönlich habe zum Glück meine Familie, die mich unterstützt.

Doch bei den meisten Pflegebedürftigen ist das Personal in der ambulanten Pflege häufig die einzige Brücke nach draußen. An mir selber habe ich gespürt, daß zu viel Nähe mir häufig die Luft zum Atmen nahm. Wenn dieses Gefühl wieder einmal überhand nahm, war das für mich ein ganz eindeutiges Signal, das ich heute gut einordnen kann: Ich benötige Abstand, einen Ausgleich, Kino, Shopping, Ablenkung, Gespräche mit Freunden, eine »andere Tapete«, ein gutes Essen, eine ausgedehnte Wanderung mit meinem Hund. Ich brauche die Möglichkeit, abzuschalten. Von Krankheit, Versorgen, Pflegen, Ärzten und Pflegebedürftigen einmal nichts zu hören. Wenn es sich in irgendeiner Weise einrichten läßt, nehme ich Einladungen an, verlasse das Haus, ich nehme meine Hobbys wahr, sauniere und schwimme.

Ich weiß heute, daß ich immer wieder Kraft sammeln muß, um die Belastung der häuslichen Pflege auszuhalten und die Probleme meiner pflegebedürftigen Tante zu ertragen.

Ich bin mir auch dessen bewußt, daß ich mich in einer ausgesprochen privilegierten Situation im Hinblick auf unsere häusliche Situation befinde: Wir bewohnen ein Haus, haben also genügend Raum, uns aus dem Weg zu gehen. Unsere Tante hat ihr eigenes Zimmer neben einem Bad. Sie besitzt einen Fernseher und Telefonanschluß. Sie hat ihr eigenes kleines Reich, in das sie sich jederzeit zurückziehen kann.

Unsere erwachsenen Kinder (zwanzig und zweiundzwanzig Jahre alt) vertreten uns, meinen Mann und mich, wenn wir beispielsweise verreisen wollen. Meine Mutter übernimmt die Pflege während unserer Urlaubszeit und es sind Freunde in der Nachbarschaft, auf die ich jederzeit zurückgreifen kann. Meine Nachbarin ist Krankenschwester (z.Zt. Hausfrau) und kann meiner Tante während unserer Abwesenheit die nächtliche Insulin-Injektion verabreichen.

Gewalt in der Familie gegen Alte

Würde man Mediziner danach befragen, ob sie schon einmal Patienten über 70 behandeln mußten, die wegen körperlicher Gewalt ärztliche Hilfe benötigten, so müßten viele mit »ja« antworten. In Deutschland sind z.B. 1991 mehr als 141000 Männer und Frauen im Alter zwischen 60 und 75 Jahren Opfer von schwerer Gewaltanwendung innerhalb der Familie geworden.

Aus einer in Bonn veröffentlichten Untersuchung geht hervor, daß die Gewaltanwendung gegen Ältere von Faustschlägen bis zum Waffengebrauch reicht. Mehr als eine Viertelmillion älterer Menschen im alten Bundesgebiet waren danach mindestens einmal »leichter« Gewalt wie »Werfen mit einem Gegenstand« ausgesetzt.

Nach der Studie liegt die Dunkelziffer für Gewalt an Älteren, die durch das enge soziale Umfeld verübt wird, bei 90 %. Mord oder fahrlässige Tötung sind deshalb kaum zu beweisen, weil sich die Untersuchung durch die Hausärzte meist auf die Todesdiagnose reduziert und im »Greisenalter« verschiedene Todesursachen infrage kommen. Viele Fälle von Altenmißhandlung bleiben unentdeckt, weil die alten Menschen sehr isoliert leben und sich schämen zuzugeben, daß ihre eigenen Kinder sie quälen.

Doch wo beginnt Gewalt? Wenn Mißhandlungen zu einem Dauerphänomen werden, wird von Gewalt gesprochen. Die Formen von Gewalt gegen alte Menschen können jedoch unterschiedlich aussehen. Neben der körperlichen Gewalt - wie z.B. Verbrennungen, Verbrühungen und Unterkühlungen, Prellungen, Hautabschürfungen, Knochenbrüche und Rißwunden, Angebundensein ans Bett, Einsperren, der Entzug von Geh-, Seh- und Hörhilfen - ist jedoch die subtilste und schlimmste Form von Gewalt die Vernachlässigung und Kommunikationsverweigerung.

Die Vernachlässigung kann soweit gehen, daß die Druckgeschwüre eines Bettlägerigen, die durch das Wundliegen entstanden sind, unbeachtet bleiben und soweit fortgeschritten sind, daß auch eine Amputation sein Leben nicht mehr retten kann.

Die Frage nach der Gewalt beschäftigt nicht nur Experten. Wenn ein Drittel der Angehörigen allerdings täglich mehr als sechs Stunden beim Hilfebedürftigen verbringt, und das oft über Jahre hinaus, oder wenn die Pflegedauer eines Demenz-Patienten sich über acht Jahre hinzieht, dann kann man Gewalt gegen alte Menschen nicht mit einfacher Schwarzweißmoral beurteilen. In den meisten Fällen entsteht sie im Kontext von sozialer Isolation, psychischer und physischer Erschöpfung der Angehörigen und extremer Überforderung und ist weder persönlichkeitsbedingt noch milieuabhängig. Oft spielt Sparsamkeit eine Rolle. Die alten Menschen werden auf Gedeih und Verderb zu Hause behalten und es wird nicht darüber reflektiert, ob eine Heimunterbringung oder Hilfe von außen, wie immer sie aussehen könnte, angebracht wäre. Oft handelt es sich dabei um Familien, die zu wohlhabend sind, um Sozialhilfe zu bekommen, und Angst haben, daß an ihrem zu erwartenden Erbe gekratzt werden könnte.

Wenn dem so ist, daß Mißhandlungen von Pflegebedüftigen keine Randphänomene sind, dann ist Hilfe dringend geboten. Der mit der Pflegeversicherung installierte medizinische Dienst hätte hier m.E. auch die Pflicht, die psychosoziale Situation der Familie mit zu begutachten. Mehr Beratungsstellen sind dringend erforderlich, die die Pflegenden nutzen könnten, um sich von dort unmittelbare Hilfe zu holen. Auch die Pflegedienstleitung eines ambulanten Pflegedienstes hätte m.E. die Pflicht, einer überforderten Familie klarzumachen, daß eine Heimunterbringung dringend anzuraten ist. Und das im Wissen darum, daß die Zahl guter Heimplätze bei weitem nicht ausreicht.

Aus meiner eigenen Situation weiß ich, daß es Momente gibt, und die sind mir auch durch die Gespräche im Gesprächskreis der pflegenden Angehörigen bestätigt worden, in denen man nicht mehr weiß, wie es weitergehen soll und völlig hilflos ist.

Suchen Sie dann das Gespräch mit Menschen, denen Sie vertrauen und von denen Sie glauben, daß Sie Ihnen helfen können. Das kann der Gemeindepfarrer ebenso sein wie Ihre Ärztin oder die Telefonseelsorge oder die Beraterin der Seniorenstelle des Sozialamtes.

(Quellen: Kölner Stadtanzeiger vom 31.3.95; EPD-Meldung vom 6.4.95; FOCUS 1/95, S. 48ff)

Führen und Geführtwerden

In einem Seminar zum Thema »Seelsorge und Beratung«, das in unserem Kirchenkreis angeboten wurde, habe ich (mühsam) gelernt, nicht für alles persönlich verantwortlich zu sein, was in der Zeit meiner Abwesenheit geschieht. Dieser Kurs war mir eine aufschlußreiche und entlastende Hilfe. Hier habe ich gelernt, mir selber über das aufopferungsvolle Helfersyndrom ein wenig mehr Klarheit zu verschaffen.

Margarete Haarbeck ist Pastorin und Krankenhausseelsorgerin i.R.. Sie arbeitet in Seminaren für Pflegekräfte, Ehrenamtliche und Besuchsdienstgruppen mit und ist in der Seelsorgeausbildung tätig. In der Zeitschrift für die Arbeit mit alten Menschen »Evangelische Impulse«, 6/94 fand ich einen Beitrag über ein viertägiges Seminar für Mitarbeitende in der offenen und stationären Altenarbeit, in dem sie einer Bekannten über ihre Erlebnisse und Erkenntnisse berichtet. Ihr Beitrag machte mir noch einmal deutlich, wie wichtig es ist, auch für nichtprofessionelle Pflegekräfte Möglickeiten solcher »Entlastungs- und Fortbildungsseminare« anzubieten. Ich denke, daß Weiter- und Fortbildung in der Pflege - gerade auch im ambulanten Bereich - für die Zukunft Forderungen sein müssen, um einem häufigen Wechsel in der Pflege vorzubeugen.

Das Hauptthema des erwähnten Beitrags lautet »Nähe und Distanz, Geben und Nehmen, Hingabe und Selbstbehauptung in der Arbeit mit alten Menschen.«

Zur Übung »Führen und geführt werden« schreibt Frau Haarbeck folgendes:

»Eine Übung, ich weiß nicht, ob Sie die kennen, hat uns besonders ins Nachdenken gebracht. Drei Personen bilden eine Kleingruppe. Eine ist blind, durch verbundene Augen, eine führt, die dritte beobachtet die Beziehung der beiden. Nach jeweils 15 Minuten wechseln die Rollen, so daß alle führen, geführt werden und beobachten. Die Wege, der Schwierigkeitsgrad des Spaziergangs werden von der Kleingruppe bestimmt.

Die Auswertung begann lebhaft, wurde im Verlauf stiller und dann waren wir bald bei uns, den alten Menschen und deren Erleben, ihrer Ohnmacht und unserer Macht als die 'Sehenden'.

Einige Äußerungen waren so vielsagend: 'Ich hatte immer Angst zu stolpern, ich hatte keinen Halt an ihr.' 'Ich konnte nichts selbst tun, so fest hat er mich gehalten.' 'Er hat immer wieder gefragt, in welche Richtung ich möchte, auf welchem Boden ich mich sicher fühle, auf der Wiese oder auf den Steinen.' 'Sie hat mir Sicherheit gegeben, mich sogar losgelassen, ich habe die Bank ertastet.' 'Ich habe die Blüten der Tulpe gefühlt. Sie hat die Farben geschildert. Das war am schönsten.'

'Meine Blinde war so eigenwillig, daß ich an der Treppe Angst hatte, aber die hat es geschafft.' 'Sie hat sich so an mich geklammert, daß wir nur eine Runde geschafft haben.' 'Ich weiß gar nicht, was anstrengender war, zu führen oder geführt zu werden. Spaß hat mir beides gemacht.'

In der beobachtenden Rolle haben fast alle wahrnehmen

können, wie unterschiedlich wir uns verhalten, ob wir abhängig sind, auf Hilfe angewiesen. Ob wir das Heft in der Hand haben und entscheiden können, wie es weitergeht, wo es entlanggeht.«

Zum Komplex »Herrschen und Macht« schreibt Frau Haarbeck:

»Mein Satz 'Helfen heißt herrschen, helfen heißt Macht haben' hat viel Widerspruch und Ärger hervorgerufen. Es hat lange gedauert, bis wir die beiden Begriffe Macht und Herrschen frei und ohne negative Wertung bedenken konnten. Sogar die Bibel mußte herhalten. Da haben die beiden Worte ihren Platz. In erster Linie sind sie Gott zugeordnet, aber dann auch als Gabe uns Menschen zugeteilt. Da ist die Rede von der Macht, die das Recht lieb hat, von verliehener Macht, die heilt und hilft. Es sind Menschen beauftragt zu herrschen in der Verantwortung vor Gott.

Und natürlich erzählt die Bibel vielfach von böser, zerstörerischer, menschenverachtender Ausübung von Macht und Herrschaft. Immer geschieht das dann, wenn Menschen sich entlassen aus der Verantwortung gegenüber Gott, wenn Macht zum Instrument eigener Ziele wird. Redewendungen sind uns eingefallen. 'In einem Haus herrscht ein guter Geist.' 'Jemand spielt seine Macht nicht aus, sorgt für Einsicht und Einvernehmen.' Wir sprechen von Machtkämpfen unter Mitarbeitern, zwischen Bewohnern und Pflegenden. Machtversessen kann jemand sein.

Gefährlich ist die versteckte, verkleidete Ausübung von Macht. Sie nennt sich Fürsorge und Verantwortung, ohne dem anderen Raum zu gewähren. 'Beim Spaziergang hat sie die Richtung bestimmt, ohne mich zu fragen.' Am Schluß unseres Seminars war die Folgerung: erst wenn ich mir meiner Position, die durch Macht gekennzeichnet ist, voll bewußt bin, kann ich differenzieren und mich entsprechend verhalten. Macht leugnen schadet.

Zusammenhänge in der Lebensgeschichte

Noch etwas ist uns im Verlauf des Seminars aufgegangen. Es gibt einen Zusammenhang zwischen unserer Persönlichkeitsstruktur, unserer Lebensgeschichte und der Art und Weise, wie wir Menschen führen, begleiten, ihnen begegnen, sie pflegen, mit ihnen sprechen. Jemand, der viel zu früh Verantwortung für die kleinen Geschwister übernehmen mußte, sie verinnerlicht hat, kann schwer das Risiko eingehen, eine Bewohnerin alleine duschen zu lassen, das Brötchen aufzuschneiden, den Kaffee einzuschenken usw. usw.

Eine, die als Kind Fehler machen durfte, ohne bestraft zu werden, trotz schlechter Noten geliebt wurde, kann vielleicht mit der Nickeligkeit eines Bewohners großzügig umgehen, meckern und überhören. Es ist wichtig, daß wir unser Gewordensein überprüfen, dazu stehen, unsere Geschichte bejahen und annehmen. Nur, wir sind, so lange wir leben, nicht gefesselt an sie. Noch sind wir flexibel genug zu ändern, was wir erkannt haben und ändern wollen.

Ob die alten Menschen dazu auch noch in der Lage sind, bezweifele ich. Im Alter verfestigen sich Gewohnheiten, eingeschliffene Verhaltensweisen, werden Persönlichkeitsstruktur und Anlagen steif, so wie die Knochen. Sicher müssen wir Grenzen setzen, aber umerziehen, ändern können wir alte Menschen nicht.

Unverarbeitete Erlebnisse

Manches wird verständlich, durchsichtig, wenn wir die vielen Lebensjahre mancher Bewohner vor Augen haben. Die über 80jährigen Frauen und Männer sind noch im Kaiserreich geboren, sie wissen, was Hunger ist, wie Geld von heute auf morgen keinen Wert mehr hatte. Sie sind um ihre Jugend betrogen worden. Viele haben sich später durch die Versprechungen der Nazi-Herrschaft verführen lassen. Da sind die unverarbeiteten Erlebnisse im Krieg.

Was haben die Männer in Rußland, in Polen, in Norwegen, Afrika und auf dem Balkan gesehen, getan, geduldet, angerichtet, ohne je darüber zu sprechen, sich von den Bildern des Grauens zu befreien. In ihren Träumen kommt einiges wieder. Aber auch davon reden sie nicht. Sollten wir da, wo es sinnvoll erscheint, behutsam nach ihrer Traumwelt fragen? Und die alten Frauen, die alles auf sich genommen haben, um ihre Kinder durchzubringen, auf der Flucht, in den Kellern, eigene Bedürfnisse nicht mehr fühlten, übrig blieben in der zerbombten Wohnung, ohne Mann, der für 'Volk und Vaterland auf dem Feld der Ehre' geblieben ist.

Das Wirtschaftswunder machte es möglich, alles wegzustecken, scheinbar vergessen zu machen, mit Erfolg zu schuften, aufzubauen, endlich Leben zu genießen. Nur, es geht nichts verloren, die Seele vergißt nicht. Und im Alter, wenn die Fähigkeit der Selbstbeherrschung immer weniger wird, kommen die Kindheitsmuster, kommt das gelebte Leben wieder ans Licht, im Bewußtsein, Vorbewußten und im Unbewußten, macht einzelnen das Leben schwer, den Pflegenden manchmal noch schwerer. Und wenn die Nerven dann zu sehr strapaziert sind, sind Macht-Mittel die große Versuchung. Auch mal die einzige Möglichkeit, die Nerven zu verlieren. Aber dann bitte, bewußt.

Wenn wir alle, Pflegende, Seelsorger/innen, ehrenamtliche Mitarbeiter/innen, doch mehr Zeit hätten oder auch uns nähmen, zum Zuhören, genau Hinhören, wir könnten erfahren, was traurig, hektisch, launisch, rechthaberisch, gierig und nörgelig macht. Beziehungen würden sich ändern, wenn wir teilhaben an der Geschichte eines Lebens. Das Urteil 'Hauptsache sauber und satt' wäre hinfällig.

Mit 100 Bewohnern kann es eine solche Beziehung nicht geben, auch nicht mit 20, aber vielleicht mit 3 oder 4 Frauen, Männern, verteilt auf alle Mitarbeitenden. Sogar die

Schüchternen, die Stillen, die Ungeliebten würden neue Erfahrungen machen, sich geborgen wissen.

Ich denke noch mal an die biblischen Sätze von der Macht, die das Recht lieb hat, die heilt und hilft. In diesem Sinne wünsche ich Ihnen, Ihren Mitarbeiterinnen und Mitarbeitern 'Macht-Ausübung'.«

Tiere als Therapeuten

»Ich behaupte, daß das Zusammenleben von Menschen und Tieren einen bedeutenden Einfluß auf unser Wohlbefinden und unsere Gesundheit ausübt.« Auf einem Internationalen Symposium zur Mensch-Tier-Beziehung 1983 in Philadelphia sagte der amerikanische Psychiater Aaron Katcher diesen Satz.

Vermutlich werde ich bei diesem Kapitel, in dem ich mich mit der Frage »Tiere als Therapeuten« beschäftige, auf manches Kopfschütteln stoßen und die von Pflegenden berechtigte Frage hören: »Nun bin ich schon so stark belastet in dieser häuslichen Situation - und jetzt noch ein Tier?« Oder vielleicht: »Einen Menschen pflegen und ein Tier - nein, danke!«

Es gibt genügend Probleme im Umgang mit Haustieren, die ich an dieser Stelle nicht alle erwähnen kann. Auch auf die häufig gestellten Fragen nach der Ästhetik, nach dem zusätzlichen Schmutz im Haus, nach der Arbeit, die das Tier verursacht, oder danach, inwieweit Tierhaare zusätzliche Allergien heraufbeschwören können, möchte ich im einzelnen nicht eingehen. Und ich möchte mich auch nicht mit der Frage artgerechter Tierhaltung oder der nach Tieren in der Stadt beschäftigen.

Wer diese Fragen vertiefen, sich aber insbesondere mit den neuen Wegen in Erziehung und Heilung auseinandersetzen will, sollte das Buch von Dr. Sylvia Greiffenhagen »Tiere als

Therapie« lesen, auf das ich mich in einigen Passagen stütze. Ich habe eine Reihe von Erfahrungen aus meinem eigenen jahrelangen Umgang mit Tieren in diesem Buch wiedergefunden.

Worum geht es mir? Aus dem Zusammenleben mit unserer pflegebedürftigen Tante und unserem Hund Dany möchte ich vor allem das berichten, was bei ihr die Anwesenheit des Hundes positiv bewirkt.

Doch vorweg noch folgendes: Eine gewisse Sensibilität im Umgang mit Tieren möchte ich voraussetzen. Wer z.B. panische Angst vor Hunden hat, wird dieses Kapitel zur Kenntnis nehmen, aber ich werde ihn/sie kaum von den positiven Aspekten eines Tieres im Haus und den daraus sich ergebenden therapeutischen Möglichkeiten überzeugen können. Doch die Tatsache, daß Tiere inzwischen als Therapeuten in Alten- und Pflegeheime, Krankenhäuser und psychiatrische Einrichtungen vermittelt werden, fasziniert mich.

Ich bedauere, daß dieser Gedanke bisher in Deutschland noch wenig Beachtung gefunden hat. Allerdings reichen die entsprechenden Studien und Experimente auch nur in die achtziger Jahre zurück. Jedenfalls habe ich in Pflegeeinrichtungen meines ländlichen Umfeldes meist die Antwort bekommen: »Der Gedanke ist zwar gut, aber zu realisieren ist er nicht.«

Das Thema »Mensch-Tier-Beziehung« beschäftigt mich, solange ich denken kann. Das hat mit meiner Biographie zu tun. Dazu will ich zuerst etwas sagen.

Schon als Kind habe ich miterlebt, daß meine Mutter und meine Tante verwahrloste Tiere, streunende Hunde und Katzen, ins Haus holten und aufpäppelten in einer Zeit, in der wir selber nur das Nötigste zum Essen hatten. Das war kurz nach Kriegsende. Die Engländer verließen den damals noch ländlichen Bereich im Nordwesten Düsseldorfs im Jahr 1946. Mancher Hund irrte umher, den sie bei ihrem Abzug nicht mitgenommen hatten.

Beide Frauen, meine Mutter ebenso wie meine Tante, hatten eine ausgesprochen positive Beziehung zu Tieren. Ihre Einstellung, das Bejahen des Umgangs mit Tieren und mein Aufwachsen mit ihnen, scheint mir eine gewisse Erklärung dafür, daß ich selbst einen ausgesprochen positiven und selbstverständlichen Zugang zu Tieren gewonnen habe, der sich später auf meine Familie übertrug. Jedenfalls sind unsere beiden inzwischen erwachsenen Kinder mit zahlreichen Tieren großgeworden. In unserem Haus gab es Katzen, Fische, Vögel, Kaninchen, Mäuse, Meerschweinchen. Und seit vielen Jahren lebt ein Briard, ein französischer Hütehund, mit uns.

Das Thema »Kinder und Tiere« beschäftigte nicht nur mich, sondern schon lange auch Erzieher und Pädagogen. Der Karlsruher Pädagoge und Theologe Gotthard M. Teutsch behauptet sogar, daß Tiere bessere Erzieher seien als Brüder oder Schwestern:

»Weil Kinder in ihren jüngsten Geschwistern oder Freunden die Hilfsbedürftigkeit nicht erkennen, sondern deren Schwächezeichen als Rivalitäsverhalten deuten (was ja gelegentlich auch zutreffen kann), muß man versuchen, ihre Motivation zur Fürsorglichkeit im Kontakt zu Partnern zu wekken, denen sie sich uneingeschränkt überlegen fühlen, und das sind insbesondere kleine Tiere, die sich weder zur Wehr setzen noch durch Flucht in Sicherheit bringen können. Dieser methodische Umweg über das Tier ist für das Kind insofern ein direkter Weg, als das Tier zunächst gar nicht als Wesen anderer Art, sondern als ein vielleicht etwas zu klein geratenes oder auch 'verzaubertes´ Mitkind empfunden wird.« (G.M.Teutsch, Kinder und Tiere. Von der Erziehung zum mitgeschöpflichen Verhalten. In: Unsere Jugend, Januar 1980, S.439)

Und Teutsch behauptet weiter, daß die Liebe zum Tier demnach zur Nächstenliebe zum Mitmenschen führt.

Es gibt kaum ein Tier, das sich dem Menschen so eng angeschlossen hat und das solche Bereitschaft zeigt, ihm zu helfen, wie der Hund. Die Freundschaft zwischen Mensch und Hund hat sich durch tausende von Jahren bewährt und gefestigt. Tödliche Ausgänge beim Spiel und Umgang mit Kindern, verhaltensauffällige und wesensschwache Hunde, die aufgrund nicht artgerechter Haltung zu gefährlichen Waffen werden, möchte ich nur am Rande erwähnen. Hierfür gibt es eine Reihe von Erklärungen, die fast alle auf unzulängliches Verhalten der Hundehalter verweisen.

Hunde als Helfer tauchen immer wieder auf: Besonders berühmt wurde der Neufundländer, der unzählige Ertrinkende ans rettende Ufer brachte. Auch Hirtenhunde sind bekannt als Helfer beim Hüten und Treiben der Schaf- und Ziegenherden. Hofhunde wurden dazu verwendet, lautstark zu verkünden, wenn sich ein Fremder dem Hof näherte. Unter die Bezeichnung »Schutzhunde« fällt eine ganze Reihe von »Hundeberufen«. Zu ihnen gehören auch Tiere, deren Angriffslust überhaupt nicht ausgebildet wird, zum Beispiel die Lawinen- und Katastrophenhunde. Ebenso Sanitäts- und Suchhunde. Nicht unerwähnt lassen möchte ich, daß bereits seit 1916 Schulen zur Ausbildung von Blindenhunden existieren, und ich denke, daß sich ein Laie kaum vorstellen kann, was ein guter Blindenhund zu leisten imstande ist und wieviel Geduld, Verständnis und Sensibilität nötig sind, um ihn entsprechend auszubilden. Der Blindenhund muß sich - ähnlich wie der Schutzhund auch - auf bestimmte Zeichen entsprechend verhalten. Auf Hörzeichen muß er sich hinlegen, er muß herankommen, bei Fuß gehen, ohne sich von irgendetwas ablenken zu lassen, er muß sich auf der Straße, im Straßenverkehr, auf dem Bürgersteig bewegen können, ausweichen, anzeigen. Er lernt, Fußgängerstreifen aufzusuchen, bei grünem Licht die Ampel zu überqueren und anzuzeigen, wo Treppen, Stufen, Sitzplätze in Lokalen und Verkehrsmitteln oder wo Türen sind. Er muß lernen, herunterhängenden Gegenständen auszuweichen und die Größe des aufrechtgehenden Menschen einzuschätzen, damit sein Besitzer sich nicht den Kopf stößt. Er muß absolut zuverlässig und gehorsam sein und ein ausgeprägtes Selbstvertrauen haben. Nichts darf ihn aus der Fassung bringen, weder Geräusche noch Gefahren.

Daß Hunde also auf sehr unterschiedliche Weise bereits als Helfer eingesetzt wurden und werden und wie lernfähig sie sind, wenn sie die richtige Zuwendung bekommen, wollte ich mit diesen bekannten Beispielen nur noch einmal verdeutlichen.

Doch ein Hund oder überhaupt ein Tier als Therapeut, noch dazu als heilende Kraft in der häuslichen Pflege, da mögen die einen oder anderen den Kopf schütteln. Seit den sporadischen ersten und damals noch häufig belächelten Berichten in den sechziger Jahren hat die Einsicht, daß Tiere helfen und heilen können, zu einer weltweiten Bewegung geführt, die inzwischen auch die Bundesrepublik Deutschland erreicht hat. Der amerikanische Kinderpsychotherapeut Boris M. Levinson brachte über seine Erfahrung mit Tieren als Kotherapeuten 1969 den Durchbruch. Es begannen Versuchsreihen, Wissenschaftler und Angehörige verschiedener Heilberufe unternahmen Experimente und gaben Dokumentationen heraus. Das Psychologen-Ehepaar Sam und Elizabeth Corson, die Soziologin Erika Friedmann und Aaron H. Katcher als Mediziner berichteten über die heilsame Wirkung von Tieren auf kranke und einsame Menschen. Der Begriff »pet facilitated therapy« entstand, das Schlagwort eines neuen Wissenschaftszweigs, der »Mensch-Tier-Beziehung«. Verschiedene Gesellschaften entwickelten sich - vor allem in den Vereinigten Staaten und England -, in denen Mediziner, Psychologen, Verhaltensforscher, Psychotherapeuten und Gerontologen sich alle das gleiche Ziel setzten: die Erforschung der Mensch-Tier-Beziehung.

Daß Streicheln eine beruhigende Wirkung zeigt, haben Zoologen schon lange bewiesen. Und jeder Tierhalter weiß aus eigener Erfahrung, wie sehr man ein Tier vor einer Impfung oder einem Besuch in der Tierarztpraxis durch Streicheln beruhigen kann. Doch daß man damit zugleich sich selbst beruhigt, das wissen wir erst seit Katcher und Friedmann genauer.

Inzwischen wissen wir allerdings auch, daß nicht nur das Streicheln eines Tieres, sondern seine bloße Anwesenheit blutdrucksenkende und damit streßreduzierende Wirkung hat. Der Hund vermittelt dem Menschen ein Gefühl von Sicherheit und Vertrauen. Aber auch Zierfische in einem Aquarium, das wurde später belegt, besitzen eine hypnotische Wirkung, die z.B. bei Patienten in einer zahnärztlichen Praxis vor chirurgischen Eingriffen zu größerer Ruhe und Entspannung führte.

Tiere reizen zum Lachen, zum Spielen, zum Sich-Bewegen, sie lösen Gefühle freudiger Erregung aus und bewirken Reaktionen im Organismus, die der Mensch als beglückend empfindet.

Tiere können für Entspannung sorgen, und es wurde nachgewiesen, daß der Gesichtsausdruck sich verändert, wenn man mit einem Tier spricht oder es streichelt. Die Muskeln entspannen sich, Augenbrauen und Augengegend verändern sich und auch die Mundwinkel zeigen weniger Anspannung, die Stimme wird beim Sprechen mit dem Tier weicher, die Stimmlage höher. Häufig werden Fragen formuliert, dann folgt eine Sprechpause, der Blickkontakt zum Tier wird hergestellt, weil man eine Antwort erbittet. Meist erwidert das Tier den Blickkontakt, manchmal wird die Frage vom Tierhalter selber beantwortet.

Sylvia Greiffenhagen beschreibt die physiologische Veränderung so: »Tiere beruhigen und lösen (...) schon deshalb, weil sie kein gutes Benehmen erwarten. Sie sind Natur und erlauben uns, auch Natur zu sein. Sie verlangen keine passende Garderobe, keine zugeknöpfte Jacke, nicht einmal eine geschlossene Hose. Da sie selbst keine ihrer natürlichen Funktionen verbergen, fühlen wir uns frei, solche Bedürfnisse in ihrer Gegenwart nicht zu unterdrücken. Das entlastet, und mehr: Es kann uns vielleicht hie und da den verlorengegangenen Sinn für unsere natürliche Eingebundenheit wiederfinden lassen: für Geburt und Tod, Ernährung und Entleerung, Schlaf und Wachen, Begierde und Sättigung. Möglich, daß Tiere in viktorianischen und wilhelminischen Zeiten des Triebverzichtes die einzigen Ventile für solche zugleich natürlichen und menschlichen Neigungen waren.« (Greiffenhagen, S. 48f)

Etliche Studien belegen inzwischen, daß ein Tier zwar kein Allheilmittel gegen Alterskrisen ist, aber Hilfe bedeuten kann, vorausgesetzt man mag Tiere. Wer wenig von der Beziehung »Mensch-Tier« erfahren hat, wird auch im Alter kaum etwas von der Anschaffung eines Tieres haben bzw. wird wenig von der heilsamen Wirkung von Tieren spüren.

»Als Klassiker der frühen Studien über alte Menschen und Tiere gilt mittlerweile das Begonien-Wellensittich-Experiment der englischen Forscher Mugford und McComsky. Insgesamt 30 ältere Menschen zwischen 75 und 81 Jahren nahmen an dem Versuch teil. 12 Leute bekamen Begonien, 12 einen Sittich zur Pflege, eine weitere Gruppe erhielt weder Vogel noch Blumen. Vor Beginn und nach Abschluß der Studie mußte ein langer Fragebogen ausgefüllt werden. Dabei wurden Einstellungen gegenüber sich selbst und anderen Menschen erhoben.

Fünf Monate lang wurden die Teilnehmer in regelmäßigem Abstand von Sozialarbeitern besucht und über ihre Erfahrung mit Wellensittich und Begonien befragt. Das Ergebnis war eindeutig und für den Fortgang der Forschung zur Mensch-Tier-Beziehung bestimmend: Die Besitzer von Sittichen zeigten auf fast allen Feldern bessere Werte als vor dem Versuch. Sie fühlten sich glücklicher und gesünder als vorher. Außerdem waren sie deutlich sozialer als früher, hatten mehr Kontakt zu den Nachbarn, machten häufiger einen Besuch bei anderen Leuten und erhielten auch selbst mehr Besuch. Eine alte Dame hatte den Vogel die Namen der Kinder in ihrer Nachbarschaft sprechen gelehrt, und in der Folge wurde ihre Wohnung ein Treffpunkt für die Buben und Mädchen im Umkreis. Nach eineinhalb Jahren wurden die alten Leute noch einmal befragt. Alle hatten den Vogel behalten, und der Effekt auf ihr psychisches und soziales Leben blieb stabil. Die Begonien dagegen brachten nur wenig Veränderung in das Leben ihrer Besitzer. Immerhin schnitten die Begonienbetreuer im Blick auf ihre Sozialität nach dem Versuch besser ab als die Menschen, die weder Vogel noch Blumen besaßen.« (Greiffenhagen, S. 107)

Ein Friseur in unserer Kleinstadt besaß in seinem Salon zwei Beos, und ich habe häufig beobachten können, welche Anziehungskraft die beiden überaus lebhaften und gesprächigen Vögel vor allem bei älteren Kundinnen hatten. Die Vögel wurden als erste angesprochen. Sie dienten nicht selten als »Kommunikationskrücke« zu Kunden, mit denen man sonst möglicherweise gar nicht erst ins Gespräch gekommen wäre. Die Atmosphäre in diesem Salon fand ich ungewöhnlich freundlich und fröhlich und viele amüsierten sich über die Vögel, unterhielten sich mit ihnen oder sangen ihnen etwas vor. Es gab aber natürlich auch Kundinnen, denen das »Gequäke« einfach auf den Nerv ging, und vor allem einige Mitarbeiterinnen beklagten die Dauerstörung.

Nach langjährigem Breitensport mit unseren Hunden auf Hundeplätzen bin ich - ohne es eigentlich vorher geplant zu haben - mit unserem jetzigen Briard-Rüden auf einem Hundeplatz gelandet, der überwiegend von Frauen besucht wurde. Ich selber wünschte mir eine sanfte, liebevolle Ausbildung für unseren sehr dominanten Rüden und fand glücklicherweise mit meinem Anliegen ein offenes Ohr. Wenig Druck, viel Lob, das sollte der sanfte Weg der Ausbildung mit unserem Dany sein. Auf dem Hundeplatz traf ich zwei ältere Eheleute mit einem Boxerrüden, die mir von Anfang an auffielen. Ich bewunderte sie deshalb, weil sie regelmäßig zum Hundeplatz kamen, an den Übungen teilnahmen, sich mit den jüngeren Hundeführerinnen unterhielten, die Kasse des Vereins führten und den Rasen mähten. Bei Hundeprüfungen, die der Verein im Wettkampf mit anderen Vereinen ausrichtete, beteiligten sie sich ebenso.

Vor wenigen Tagen befragte ich sie nach dem Tod ihres Boxers Heiko, und sie erzählten mir überglücklich, daß sie sich nach langer Überlegung für einen neuen Hund entschieden hätten. Die Ausbildung ihres Rüden, der ja auch wieder erzogen werden müsse, übernehme ein geschulter Hundeführer des Platzes, den sie seit vielen Jahren kennten, und auch für die Unterbringung während ihres Urlaubs sei gesorgt. Auch die Frage, was nach ihrem möglichen Tod mit dem Tier passiere, sei beantwortet. Das hätten sie geregelt, er bekäme ein gutes Zuhause. Ein Leben ohne Hund hätten sie sich einfach nicht vorstellen können, nachdem sie eine ganze Weile versucht hätten, alleine zu leben. Der Kontakt zur Außenwelt sei plötzlich abgebrochen und auch die körperliche Beweglichkeit sei merklich zurückgegangen. Dies seien die Hauptgründe dafür, daß sie nun wieder einen Hund hätten. Sie fühlten sich seitdem einfach besser.

Dieses »Sich-besser-fühlen« mit einem Tier habe ich von sehr vielen Tierhaltern erfahren können. Früher habe ich vielleicht auch des öfteren den Kopf geschüttelt, wenn ich vor allem alte Menschen auf der Straße mit einem Hund an der Leine traf. Ich dachte an den Hund, daß er nie Auslauf habe, weil der alte Mensch schlecht zu Fuß sei und dem Hund nicht hinterherlaufen könne. Mir tat das Tier leid. Heute weiß ich, wie wichtig vielen alten Menschen ein Tier ist, was es ihnen bedeutet in ihrer Einsamkeit und was es ihnen an Beweglichkeit verschafft. Ich weiß um die einschneidenden Erfahrungen dementer Patienten in Heimen, wie sie sich gerade durch die Begegnung mit Tieren plötzlich öffnen, ansprechbar werden und Gefühle herauslassen.

Selbst bei körperbehinderten Menschen gibt es Erfahrungswerte: Hunde verleihen ihnen Kraft, physisch aktiver zu sein, sie geben ihnen das Vertrauen in ihren Körper wieder und vermitteln ihnen Selbstvertrauen und Gelassenheit. Ein Tier weiß nichts von der Behinderung des geliebten Menschen, für das Tier bleibt sein Herrchen vollkommen, er bleibt sein Herr und sein Freund. Der Behinderte spürt, daß es für seinen Hund keinen Unterschied gibt. Der Hund hält ihn für »normal« und die Nähe des Hundes beglückt ihn.

Gott sei Dank gibt es inzwischen in Deutschland vermehrt Ansätze, Tiere in Alten- und Pflegeeinrichtungen zu halten. Gute Erfahrungen darüber gibt es schon in Australien, den USA und Großbritannien. Dort nahmen Ärzte und Pfleger schon seit langem Hunde mit zur Visite. Im tierliebenden England fiel das kaum jemandem auf. Aber auch in Skandinavien und Holland laufen Versuche mit Tieren in Heimen schon seit Jahren. Insgesamt kann man sagen, daß Forscher übereinstimmend von wachsendem Verantwortungsgefühl, Selbstwertgefühl, stärkerer geistiger und körperlicher Aktivität und sozialer Kontaktfähigkeit sprechen.

Unsere pflegebedürftige Tante hat täglich Kontakt zu unserem 50 kg schweren Briard mit seinem zottigen Fell, das sich weich und flauschig anfühlt. Dany hat sich unserem häuslichen Rhythmus vollkommen angepaßt. Sitze ich am Comupter, dann liegt er neben mir. Arbeite ich in der Küche, dann sucht er sich den geeigneten Platz, von dem er uns alle am besten im Blick hat. Mit zunehmendem Alter wird er gemütlicher. Er hat sich auch einige Unarten angeeignet, die wir großzügig übersehen. Suchen wir ihn, dann finden wir ihn oft eingekuschelt in einem Schafsfell in einem unserer Ledersessel. Obwohl ich mit unserem Hund die Schutzhundeausbildung gemacht habe und über Konsequenz in der Hundeerziehung gut informiert bin, lasse ich im täglichen Umgang zwischen meiner Tante und Dany einige Unarten durchgehen, weil die Tante an unserem »Clown« große Freude hat. Sie streichelt ihn häufig und spricht mit ihm wie mit einem anderen Familienmitglied. Oft lacht sie auch über die »Spielchen«, die Dany treibt. Der Anblick ist tatsächlich sehr komisch, wenn der zottelige Hund schnarchend im Sessel liegt.

Unser Hund ist immer und überall dabei. Beim Frühstück liegt er neben den Füßen meiner Tante, den Kopf häufig auf ihrem Fuß. Hier erfährt sie durch den Hund Zuwendung, die ausschließlich ihr gilt. Wenn die Pflegekräfte zur Grundpflege kommen, läuft er mit ihnen die Treppe hinauf, nimmt seinen Platz vor dem Badezimmer ein und wartet, bis sie wieder das Haus verlassen. Einige Pflegekräfte, die mit einem eigenen Schlüssel das Haus betreten können, hatten anfangs Angst vor dem Hund. Doch mittlerweile ist er zum Liebling aller geworden, die wissen, daß sie akzeptiert sind und keine Angst haben müssen, weil der Hund sie kennt. Im Zimmer meiner Tante steht ein Glas mit »Leckerchen«, das ihm die Pflegekräfte füttern können, wenn sie noch intensiveren Kontakt zu ihm wünschen. Manches Gespräch kommt auch über das Thema Hund in Gang.

Wenn wir das Haus verlassen, ist unsere Tante nie allein. Dany ist immer in ihrer Nähe.

Gymnastische Übungen, die der Tante nach einer Armfraktur vom Arzt verordnet und vom Krankengymnasten ausgeführt wurden, waren bald überflüssig: Das tägliche Streicheln, die Bewegung des Armes und der Hand geschahen beinahe automatisch.

Auch was die Beweglichkeit angeht, ist Dany ein geschickter Therapeut. Er bringt z.B. einen Ball ins Zimmer der Tante und animiert sie zum Spiel, indem er den Ball vor ihr Bett legt und sie zum Aufheben und Werfen des Balles auffordert. Dabei bückt sie sich und wirft den Ball immer wieder, ohne es als außergewöhnliche Anstrengung zu empfinden.

Aus meiner alltäglichen Erfahrung kann ich diese heilsame Kommunikation zwischen Mensch und Tier dringend empfehlen.

Abgeschoben ins Altenheim?

Meine Familie und ich standen erst vor kurzem vor der Frage einer Heimunterbringung: Meine Tante hatte sich den rechten Arm gebrochen, dazu einen Magen-Darm-Infekt und wir wurden mehrmals in der Nacht aus dem Bett geklingelt, bis sie so geschwächt war, daß sie auch die Klingel nicht mehr bedienen konnte. Sie brauchte wochenlange intensive Pflege rund um die Uhr. Dabei erreichten wir die Grenzen unserer familiären Belastbarkeit.

Ich meine, daß dann Grenzen erreicht sind, wenn die Pflege eine so große Belastung für die gesamte Familie darstellt, daß man sich fragen muß: Können wir das noch aushalten, ohne selber Schaden zu nehmen? Kippt unser guter Wille durch die enorme nervliche und körperliche Belastung um in massive Aggression gegen uns selber und auch gegen die Pflegebedürftige? Hat sich das Klima in unserem Haus so negativ verändert, daß wir uns alle am liebsten aus dem Weg gehen? Halten die Kinder sich stets lieber bei Freunden auf, als nach der Schule nach Hause zu kommen? Vergeht mir der Appetit bei Tisch? Habe ich überhaupt noch Lust, in meiner knappen Freizeit etwas zu unternehmen? Oder verfolgt mich der Gedanke unentwegt, endlich einmal nur schlafen zu können? Dauern diese »Signale« an, dann wird es m.E. Zeit, sich mit dem Gedanken an eine Pflegeheimunterbringung zu beschäftigen.

Elisabeth F. war 76 Jahre alt. Ich lernte sie nach der Beerdigung einer gemeinsamen Bekannten kennen. Auf meine Frage, wo sie denn wohne, antwortete sie mir: »Im Altenheim. Meine Kinder habe ich großgezogen, ich war immer Bäuerin gewesen und habe mein Leben lang hart arbeiten müssen.

Heute möchte ich niemanden mehr stören. Meine Kinder gehen ihre eigenen Wege. Ich habe mein Leben gelebt und habe keinen Anspruch mehr. Außerdem will ich niemandem zur Last fallen.«

Ein 75jähriger Mitbewohner meines Dorfes äußerte sich ähnlich: »So ist es doch heute - wenn man nicht mehr arbeiten kann, kommt man aufs Altenteil, man ist zu nichts mehr nütze, man ist ganz einfach überflüssig und lästig. Ich habe keine Kinder. Das ist auch der Grund, warum ich ins Altenheim gehe.«

Befragt man alte Menschen, was sie über Alten- und Pflegeheime denken, stößt man auf sehr unterschiedliche Ansichten: Man werde ans Bett gefesselt oder geschlagen, Altenpfleger quälten Heiminsassen, man werde entmündigt.

Einige alte Menschen äußern ihre Angst vor zu starkem Reglement oder davor, daß sie sich nicht genügend zurückziehen können, andere wiederum haben Angst vor zu großer Geselligkeitserwartung. Und es gibt alte Menschen, die das Leiden der anderen Heimbewohner nicht ertragen können, die Angst haben vor Behinderungen und damit nicht konfrontiert werden möchten, die Angst haben vor mangelnder Rücksichtnahme gegenüber persönlichen Eigenheiten.

So ist das Image von Alten- und Pflegeheimen noch immer weitgehend negativ geprägt. Eine Studie des Allensbacher Instituts für Demoskopie ergab beispielsweise im Jahr 1992, daß nur 14 Prozent der Bundesbürger der Meinung sind, Heime seien gut geführt. Ein Drittel der Befragten in den alten (und 44 Prozent in den neuen) Bundesländern hält die Zustände in den Heimen für ziemlich unbefriedigend.

Sowohl das Pflegeheim als auch das Krankenhaus haben eine gemeinsame Geschichte, die vielleicht ein wenig erklärt, warum Kranke und Pflegebedürftige diesen Häusern eher ablehnend gegenüberstehen. Beide stammen aus den sogenannten Siechen- oder Seuchenhäusern. In beiden Häusern fanden sowohl hilfsbedürftige Waisen als auch Kranke und Behinderte Unterkunft. Bis zur Einführung der Krankenversicherungspflicht im Jahre 1884 blieb die öffentliche Krankenfürsorge im Bereich der Armenpflege. Das Krankenhaus spaltete sich erst dann vom Hospital des alten Typs ab. Bis heute entwickelte es sich zu einem hochtechnisierten neuen Krankenhaus - mit allen finanziellen Möglichkeiten ausgestattet, wobei der Schwerpunkt der Pflege bei der augenblicklichen Personalsituation eher auf der Versorgung und weniger auf der Aktivierung liegt. Dem Pflegeheim haftet immer noch - und das bei aller modernen Ausstattung und guten Strukturierung - der Geruch des Armenhauses an, es entspricht noch am ehesten den damaligen Hospitälern, in denen es eine Mischung gab von Armenhaus, Siechen- und Irrenhaus. Vielleicht ist das eine Erklärung dafür, daß qualifiziertes Personal die Arbeit in Kurkliniken, Krankenhäusern oder Rehabilitations-Kliniken einer Tätigkeit im Pflegeheim vorzieht. Deshalb ist es notwendig, daß Pflegeheim- und Altenheim-Einrichtungen in den Augen der Gesellschaft ein höheres Ansehen gewinnen.

Die meisten Menschen zögern eine Heimaufnahme so lange wie möglich hinaus. Immer noch ist die Furcht vor festen Hausordnungen und Massenbetrieben da, bei denen die persönliche Freiheit aufgegeben werden muß. Die Frage danach, ob ein Tier mitgebracht werden kann oder in welche Hände ich meinen Hund oder meine Katze gebe, mit dem/der ich einen Teil meines Lebens verbracht habe, quält viele alte Menschen.

Von einer Tierärztin habe ich erfahren, daß sie eine Zeitlang Tiere von alten Menschen einschläfern mußte. Heute gibt sie die Tiere ins Tierheim. In meinem ländlichen Umfeld gibt es ein Tierheim, das Tiere von Menschen, die sich für eine Heimunterbringung entscheiden, annimmt. Eine Mitarbeiterin des Tierschutzbundes erzählte mir, daß sie gerade eine zehn Jahre alte Hündin in ein Altenheim vermittelt habe.

Wie ich herausfand, handelte es sich in diesem Fall allerdings um eine Wohnung der Arbeiterwohlfahrt in einem Komplex »Betreutes Wohnen«. Bei meinen Recherchen habe ich keine pflegerische Einrichtung finden können, die Hunde oder Katzen zuließ.

Die eigene Wohnung, die vertraute Umgebung aufzugeben, erfolgt meistens erst dann, wenn der Gesundheitszustand sich so sehr verschlechtert hat, daß er durch ambulante Hilfe nicht mehr aufgefangen werden kann.

Ich meine, daß viele falsche und angstbesetzte Vorstellungen nur korrigiert werden können, wenn man sich die Zeit nimmt und zum Beispiel vor einer Heimaufnahme verschiedene Heime besucht. Günstig ist es, wenn die Angehörigen den Betroffenen dabei begleiten. Auf diese Weise besteht die Möglichkeit, die Atmosphäre eines Hauses bereits einmal kennenzulernen und sich entsprechend beraten und informieren zu lassen. Oft setzt die Aufnahme in ein Heim ja auch längere Wartezeiten voraus, so daß es in jedem Fall günstig ist, sich ein Bild von dem entsprechenden Haus zu machen. Für viele alte Menschen spielt die Frage eine wichtige Rolle, ob eigene Möbel mitgebracht werden dürfen.

Ich habe Pflegende danach befragt, wie sich bei ihren Angehörigen der Wechsel aus der eigenen Wohnung ins Heim vollzogen habe, und oft gehört: »Mein Vater ist jetzt ständig unzufrieden, er nörgelt an allem und jedem herum - gegenüber Mitarbeitern genauso wie gegenüber Mitbewohnern. Er macht es uns und anderen nicht leicht.«

Viele Angehörige sind sich nicht darüber im klaren, daß die Eingewöhnungsphase in ein Heim mit ihren vielfältigen Umstellungen für den alten Menschen oft verbunden ist mit einer tiefen Enttäuschung darüber, daß er sich nun verlassen fühlt. Er ist verbittert und enttäuscht und häufig fallen Formulierungen wie: »Eine Mutter kann zehn Kinder ernähren, aber zehn Kinder keine Mutter.«

Der Heimaufenthalt bedeutet nun eine endgültige Entscheidung. Hier wird der neue Bewohner seinen Lebensabend verbringen. Sein bisheriges soziales Umfeld hat er endgültig verlassen und sich von seinen Nachbarn, seinem Bridge-Club, seiner Kirchengemeinde, seinen Geschäften oder seiner »Kneipe« verabschiedet.

Wenn nun der Betroffene keine Möglichkeit hatte, sich im Vorfeld das Heim bewußt auszuwählen, sondern vom Krankenhaus direkt dorthin verlegt wird, erlebt er durch die neue Situation, die Mitbewohner, die Angestellten und die neuen Tagesabläufe eine starke Verunsicherung. Besonders schlimm sind seine Reaktionen, wenn er sich nicht einmal von seiner Wohnung mit allem, was ihm an persönlichen Gegenständen wichtig und lieb geworden ist, verabschieden konnte. Immerhin haben diese Gegenstände einen starken ideellen Wert und machen einen Teil seiner eigenen Geschichte aus.

Nicht selten passiert es, daß der neue Bewohner mit Wut, Trauer und Verzweiflung bis hin zu akuten Verwirrtheitszuständen oder sogar mit psychosomatischen Erkrankungen reagiert. Es gibt Studien darüber, daß im ersten Monat nach der Heimaufnahme 14 Prozent und im ersten Vierteljahr bereits 33 Prozent der neuen Bewohner sterben. Hier ist sicherlich der schlechte Gesundheitszustand dieser Menschen zu berücksichtigen.

Aber nicht nur für den Betroffenen ist der Abschied aus den eigenen vier Wänden mit tiefer Trauer verbunden. Für die Angehörigen stellt sich die Frage: »Wie teilen wir ihm die deprimierende Botschaft mit?« Oder auch: »Wann sagen wir's dem Vater/der Mutter?«

Mir scheint ganz wichtig, diese Fragen mit dem Partner oder den Kindern schon frühzeitig zu diskutieren. Jedenfalls zu einer Zeit, in der ich sehr bewußt meine Vorstellungen, meine Bedenken und Zweifel äußern kann. In Gesprächen mit alten Menschen habe ich oft erfahren, daß sie trotz ihres hohen Alters immer noch nicht gelernt hatten, ihre Wünsche zu äußern. Menschen, die ihr Geld »auf der hohen Kante« haben, sagen vielleicht : »Lieber krank und reich als gesund und arm.« Doch eine Vorstellung von dem, wie sie sich ihren Lebensabend vorstellen, haben sie oft auch nicht.

Stattdessen habe ich öfter Fragen folgender Art gehört: Was wird aus meinem Eigentum? Werde ich fortziehen aus meinem ländlichen Umfeld in die nächste Kleinstadt, wo ich Kultur und Kommunikation besser wahrnehmen kann, ein Cafe erreichen kann, den Markt und die Ärzte? Werde ich eines Tages in die Nähe meiner Kinder ziehen? Vielleicht von der Stadt aufs Land? Könnte ich mir eine solche Veränderung überhaupt vorstellen?

Es sind Fragen unterschiedlicher Art. Doch immer wieder berühren sie m.E. die Kernfrage: Will ich mich damit frühzeitig beschäftigen? Denn das bedeutet ja, mich auch mit meinem eigenen Tod und Sterben auseinanderzusetzen. Für viele Menschen ein schwer erträglicher Gedanke.

Wie gut ich mich selber in ein Heim einlebe, mich anpasse und ob ich mich wohlfühle, hängt von unterschiedlichen Faktoren ab: Die eigene Zufriedenheit mit dem bisherigen Verlauf des Lebens spielt dabei eine ganz entscheidende Rolle. Nicht umsonst hat sich der Satz geprägt: Wie ein Mensch gelebt hat, so stirbt er auch.

Hatte ein Mensch bisher keine Schwierigkeiten, mit anderen Menschen zu kommunizieren, soziale Kontakte zu knüpfen, so wird ihm das auch in einem Heim leichter fallen als einem kontaktunfähigen Menschen. Natürlich spielt dabei eine Rolle, wie der Gesundheitszustand ist, auch höhere Intelligenz und größere Aktivität können die Integration positiv beeinflussen. Energische Menschen mit einem stärkeren Durchsetzungsvermögen, die manchmal vielleicht sogar etwas aggressiver auftreten, scheinen - einer Studie zufolge - den Heimeinzug ebenfalls besser zu bewältigen.

Die Leiterin einer Tagespflege-Einrichtung sagte mir einmal: »Wichtig scheint mir, daß die Menschen das, was sie positiv in ihrem Leben hatten, hier noch ein Stück weiterleben können.«

Deshalb ist es von besonderer Bedeutung, gezielte Informationen an künftige Bewohner zu geben, ihnen einen möglichst genauen Einblick in den Alltag des Heims zu geben, gegebenenfalls sogar ein Probewohnen anzubieten. Die Lebendigkeit einer Heimgemeinschaft mit ihren positiven Möglichkeiten zu betonen, einer Gemeinschaft im kommunikativen Miteinander kann etwas Wunderbares sein, ebenso interessenbezogene Gruppenarbeit, die der Weiterentwicklung vorhandener Fähigkeiten dient. Auch die Teilnahme an Veranstaltungen eröffnet dem Heimbewohner unter Umständen ganz neue Aspekte. Er gewinnt ein Stück neuer Lebensqualität, Langeweile und Perspektivlosigkeit verlieren ihren Raum und er wird nach Kräften gefordert.

Wie die Heimgemeinschaft funktioniert und ob sich der Bewohner oder die Bewohnerin wohl fühlen, hängt nicht nur von der Qualität der Beziehungen zwischen Bewohnern und Mitarbeitern ab, sondern auch von der Konstitution der Heimbewohner im psychischen und geistigen Bereich.

Aus all dem ergibt sich, daß ein gut geführtes Alten- und/oder Pflegeheim häuslicher Pflege dann vorzuziehen ist, wenn es den unterschiedlichen Bedürfnissen der Pflegeperson besser gerecht werden kann als die Pflege zu Hause.

Im folgenden möchte ich meine persönlichen Eindrücke wiedergeben, die ich bei verschiedenen Besuchen in Pflegeheimen hatte. Freundlicherweise hatte ich auch hier die Gelegenheit, meine persönlichen Notizen zu vervollständigen.

Ich denke, daß die meisten Heime herkömmlicher Prägung den Eindruck von »Sondereinrichtungen« haben und Menschen dabei ausgrenzen können. Das bedeutet, daß Menschen zum »Versorgungsfall« werden und die therapeutischen und pflegerischen Maßnahmen die Umgebung prägen. Die Normalität des häuslichen Alltags, das bekannte Umfeld des alten Menschen verändern sich. Wünschenswert ist es, einen Lebensraum zu schaffen, der dem alten Menschen die gewohnten Verhaltensweisen ermöglicht und ihn an das bekannte Umfeld erinnert.

Eine Umgebung, die frei gestaltet werden kann und den individuellen Bedürfnissen gerecht wird, findet man nicht in allen Heimen vor. Oftmals fehlt hier eine überschaubare Umgebung, um sich gut zu orientieren. Es fehlt an qualifizierten und ausreichenden Pflegekräften.

Nach meinen persönlichen Eindrücken möchte ich sagen, daß ein Heim mit der Leitung des Hauses steht und fällt. Ich habe Häuser gesehen, in denen mich eine wohnzimmerähnliche Atmosphäre begrüßte. Es gab Blumen und Bilder, farbige Tischdecken, gutes Porzellan, es gab Zeitungen und Bücher und Kummerkästen, es gab moderne Ruhesessel und Krankenbetten, die nicht gleich an ein Krankenhaus erinnerten. Es gab wunderschönes Mobiliar und es gab einen Umgangston untereinander, der mich aufhorchen ließ. Hier habe ich es nicht mit der Oma zu tun, die alt und verwirrt ist, sondern mit einer alten Dame, deren Orientierungsunfähigkeit mit ihrer fortgeschrittenen Krankheit immer stärker zunimmt, so daß sie ihre vertraute Umgebung nicht mehr erkennt. Ich habe es mit einem Menschen zu tun, dessen Zeitgefühl es nicht mehr zuläßt, den Tag in Abschnitte zu gliedern. Es kann dann vorkommen, daß der Zeitpunkt für Mahlzeiten nicht mehr erkannt wird.

Für mich war es wichtig zu erfahren, wie z.B. mit Sterbenden umgegangen wird. Ist die Atmosphäre so, daß Angehörige und Sterbende voneinander Abschied nehmen können? Wird der/die Sterbende in ein »Abstellzimmer« verlegt? Gibt es Vereinbarungen und Absprachen z.B. mit Verwandten und den betreuenden Ärzten des Hauses, daß weitgehend auf

Schläuche verzichtet wird und der alte Mensch würdevoll sterben kann? Gibt es eine Sterbebegleitung, also auch ausgebildete Fachkräfte, die geschult sind im Umgang mit Sterbenden? Was findet an begleitenden Weiterbildungen für Pflegekräfte im Haus statt, gibt es so etwas wie »Supervision«? Habe ich selber als Angehörige/r ausreichend Gelegenheit, mich ans Fachpersonal zu wenden, um mich über die Entwicklung meiner/meines Verwandten zu erkundigen?

Selbstmord

»Nach dem Tod meiner Frau vor eineinhalb Jahren habe ich keinen Sinn mehr in meinem Leben gesehen. Jede Woche, die ich hinter mich bringe, habe ich das Gefühl, dem Tod ein Stück näher zu sein. Nach dem Umzug in eine andere Wohnung habe ich mich nirgends mehr heimisch fühlen können, und auch die Nähe zu meinen Kindern gibt mir keinen Sinn mehr.«

Beispiele dieser Art gibt es viele. Irgendwann erfährt man - vielleicht zufällig - vom Selbstmordversuch eines Nachbarn mit Hilfe von Tranquilizern und denkt: »Er machte aber doch einen ganz zufriedenen Eindruck.«

Die sogenannte Suizidziffer, d.h. die Anzahl bekannt gewordener Selbsttötungen, steigt proportional zum Alter an, und hier betrifft sie vor allem die Gruppe älterer Männer. Schon jetzt sind mehr als 60 Prozent derer, die sich selbst töten, über 60 Jahre alt (Vgl. taz vom 7.1.95).

In Großstädten liegt darüberhinaus die Ziffer deutlich höher als in ländlichen Wohngebieten. Die Statistik zeigt, daß es vor allem sozial isolierte und vereinsamte, oft ledige, verwitwete oder geschiedene, aus dem

Arbeitsprozeß ausgeschaltete, ihres früheren sozialen Status beraubte Menschen im anonymen Großstadtmilieu sind, daneben aber auch schwer Erkrankte oder ökonomisch Bedrängte, die im Alter freiwillig (?!) aus dem Leben scheiden wollen.

Welche Ursachen spielen eine Rolle und wie kann man die wachsende Selbstmordrate in der Bevölkerung reduzieren? In seinem Buch »Das Elend der alten Leute« gibt Rudolf Schenda eine Antwort: »Man wird die wachsende Selbstmordrate gerade in der Altenbevölkerung nicht reduzieren können, solange nicht unsere hochdifferenzierten Gesellschaften ihre Autoritäts-, Straf-, Liebesentzugs-, Leistungs- und Unmenschlichkeitsstrukturen abbauen, die uns von der Wiege über den Arbeitsplatz bis zum Sterbebett begleiten. Jeder Selbstmord - und wer hätte nicht einen solchen aus der Nähe erlebt - ist ein Appell, in diesem Sinne in der Familie, der Schule, im Betrieb oder auf der Straße zu handeln.« (Schenda, S. 60f)

Was können wir konkret tun? Geht es nicht auch um »eine Erziehung der Jüngeren zur Selbstverwirklichung eines möglichst humanen Lebensabends für alle« wie Schenda in dem Kapitel »Alterserziehung« (S. 180f) fragt? »Daß eine Altenerziehung überhaupt möglich sei, hat indes Lutz Rössner 1963 bestritten: 'Jeder pädagogische Ansatz ist verfehlt, die Alten-Hilfe und die sozialpsychologischen Probleme des Alters liegen außerhalb aller Pädagogik.' Der alte Mensch wolle weder Mildtätigkeit noch Wohltätigkeit, er wolle auch kein Mitleid. 'Er will die soziale Anerkennung durch soziale Verankerung, er will nicht in der Vergangenheit leben, sondern in der Gegenwart. Er will nicht von der Vergangenheit zehren, sondern planend für die Zukunft leben. Er will

Ruhe, aber keine restlose Entspannung und Problemlosigkeit. (...) Er bedarf der Hilfe, aber diese Hilfe darf in weiter nichts bestehen, als ihm die Möglichkeit zu geben, in völliger Selbständigkeit soziale Beziehungen, die ihm gemäß sind, aufzunehmen. (...) Hilfe geschieht nur dann, wenn der alte Mensch das bleiben kann, was er ist: ein selbständiges, auf soziale Beziehung hin angelegtes Wesen.´ (Rössner 1963, S. 183-184).«

Aus diesen Äußerungen sind einige Kriterien ableitbar, wie mit alten Menschen umgegangen werden müßte, um deren Suizidrate deutlich zu senken. Sie betreffen aber weniger die Alten selbst als vielmehr die Jüngeren, die dazu erzogen werden müssen, den Älteren ihre sozialen Grundrechte zu belassen oder sie ihnen wieder neu zu geben.

Wenn ein alter Mensch stirbt

»Ich bin dazu gekommen,
mehr und mehr wahrzunehmen,
daß die schlimmste Krankheit,
die irgendein menschliches Wesen jemals
erleben kann,
darin besteht, ungewollt zu sein.
Für alle möglichen Arten von Krankheiten
gibt es Arzneien und Therapien.
Aber das Unerwünschtsein, glaube ich,
diese schreckliche Krankheit,
kann niemals geheilt werden
- es sei denn, es finden sich Hände,
die zum Dienen bereit sind und ein Herz,
das zum Lieben bereit ist.«
(Mutter Teresa, Ordensfrau und Friedens-
Nobeltreisträgerin)

Sterben als Teil des Lebens

Nichts ist wichtiger für die seelische Lebensqualität eines Sterbenden, als daß er umsorgt wird von Menschen, die bereit
sind, ihm in dieser letzten Phase seines Lebens Wärme, Zuwendung und Trost zu geben. Mutter Teresa bezeichnet die
Einsamkeit, die Isoliertheit, das Getrenntsein und die Verlassenheit, mit der viele Sterbende ihre letzten Augenblicke ab-
geschieden in Krankenhauszimmern verbringen, als »Unerwünschtsein« und sie spricht von »dienenden« Händen und
einem »liebenden« Herzen.

Die Wünsche, wie Menschen sterben wollen, und die Wirklichkeit, wie dies dann tatsächlich geschieht, haben sich in den vergangenen Jahrzehnten weit auseinander entwickelt. Oftmals erleben Nachbarn und Angehörige das Sterben und den Tod als »entfremdetes Sterben« in Pflegeheimen und Krankenhäusern. Nur wenige Menschen sterben so, wie sie es sich zu Lebzeiten gewünscht haben, in ihrer eigenen Wohnung, und die Erfahrungen des Sterbens und die Begleitung von Angehörigen sind den meisten von uns fremd geworden.

Lebensqualität in der Sterbephase bedeutet, daß auch der Sterbende leben möchte. Das heißt, daß er geachtet und nicht als Behandlungsobjekt betrachtet werden möchte. Soweit das möglich ist, möchte er ein gewisses Ausmaß an Selbstbestimmung haben. Er möchte mit seinen Bedürfnissen und Wünschen ernst genommen werden. Die meisten Menschen wünschen sich bei dem Gedanken an das eigene Sterben eine nahe, liebevolle und gute Pflege.

Aus vielen Gesprächen mit Pflegekräften und Angehörigen habe ich herausgehört, daß Sterben und Tod mit Ängsten besetzt sind, die zum Teil auch damit zu erklären sind, daß vielerlei Informationen fehlen.

Hier werden sie mit etwas Fremdem und Unbekanntem konfrontiert und manche fühlen sich überfordert in der Sterbebegleitung, von der so oft die Rede ist. Dabei bedeutet diese nichts anderes, als daß ich dem Sterbenden seelisch beistehe, und zwar nicht nur durch Handreichungen und Pflegehandlungen.

Erstaunt war ich über die Äußerung einer jüngeren Frau, die mir sagte, als wir uns über das Sterben unterhielten: »Bei der Geburt unseres Kindes war mein Mann dabei. Das Sterben gehört doch zum Leben dazu. Ich hoffe, daß wir gegenseitig die Kraft haben, uns dann beizustehen.« Und sie fügte hinzu: »Doch, ein wenig Angst habe ich schon, ich wüßte gern, was auf mich zukommt. Ich glaube nicht, daß mir der

Tod angst macht, ich glaube eher, es ist die Angst vor dem Sterben.«

Wie kann ich nun Sterbenden helfen?

Von 1963 bis 1968 hat die Schweizer Ärztin und Psychiaterin Dr. Elisabeth Kübler-Ross, die an der Universität in Chikago tätig war, mit vielen Todkranken und Sterbenden gesprochen. Vor allem ihr Buch 1980 erschienenes Buch »Interviews mit Sterbenden«, ist bahnbrechend für den Umgang mit Sterbenden und für die Kenntnisse von Trauerphasen und Trauerarbeit. Darin sind m. E. alle nachfolgenden Erfahrungen zusammengetragen. Ich beziehe mich im folgenden Text darum auf die »Interviews mit Sterbenden«.

Was war der Ausgangspunkt für Dr. Kübler-Ross? Sie wollte wissen, was die Sterbenden empfinden, wie sie mit ihrem Schicksal fertig werden, vor allem aber wollte sie von ihnen lernen, wie die Lebenden den Abtretenden die letzte Zeit des Daseins erleichtern können.

Bei den Patienten waren alle Altersstufen vertreten: vom 18. bis zum 83. Lebensjahr, stark religiöse Menschen und auch Atheisten. Erwartungen, daß die Todkranken nicht bereit wären, über ihren lebensbedrohenden Zustand zu sprechen, daß sie das Sterben selbst aus ihrem Denken ausschlössen, erwiesen sich als irrig.

Alle Patienten waren sich des Ernstes ihrer Lage bewußt, unabhängig davon, ob man ihnen die Wahrheit gesagt hatte oder nicht. Das Spiel des Verleugnens und Versteckens vor dem bevorstehenden Ende, das so häufig mit ihnen gespielt wird und das sie mitspielen, erweist sich damit als überflüssig. Entscheidend ist aber, wie der Kranke aufgeklärt wird und daß der Arzt seine Diagnose nicht zum Todesurteil macht, sondern daß er der Hoffnung immer eine Tür läßt.

Es gibt einen treffenden Satz dazu, den ich einmal gehört habe, ohne den Autor nennen zu können: »Man sollte einem Sterbenden die Wahrheit niemals wie einen nassen Lappen um die Ohren schlagen, sondern ihm die Wahrheit vielmehr wie einen Mantel hinhalten und ihm selber überlassen, wie weit er hineinschlüpfen will.«

Wenn der Kranke selbst nicht gewillt ist, mit seinem Arzt über sein zu erwartendes Ende zu reden, so steht das nach den Erfahrungen von Frau Kübler-Ross immer in einem unmittelbaren Zusammenhang mit der Einstellung des Arztes zu seinem eigenen Tod, den er aus seinem Denken verdrängt.

Obwohl sich die Patienten von Elisabeth Kübler-Ross im Alter und in der religiösen Einstellung wesentlich unterschieden, zeigten sich keine großen Unterschiede im Verhältnis zu dem zu erwartenden Tod. Die mehr oder minder starke Religiosität der meisten Menschen reicht nicht aus, um sie von Furcht und Zweifel zu befreien.

Die wesentliche Erkenntnis aus den »Interviews mit Sterbenden« ist: Fast alle Kranken machen die gleichen Phasen bis zu ihrem Ableben durch. Diese Phasen sind nicht starr, sie können sich überschneiden und wiederholen. Angehörige und Pflegepersonal, die über diese Zusammenhänge informiert sind, haben somit bessere Möglichkeiten, den Hoffnungslosen in den letzten Stunden des Lebens zu helfen.

Frau Kübler-Ross konnte bei den Sterbenden fünf Phasen feststellen, die von allen Patienten durchlebt wurden:
- 1. Phase: Nichtwahrhabenwollen und Isolierung,
- 2. Phase: Zorn,
- 3. Phase: Verhandeln,
- 4. Phase: Depression,
- 5. Phase: Zustimmung.

1. Phase: Nichtwahrhabenwollen und Isolierung
Viele Patienten reagierten auf die Erkenntnis z.B. ihrer bösartigen Erkrankung mit: »Ich doch nicht, das ist doch gar nicht möglich.«

Sie suchten einen Arzt nach dem anderen auf, erhielten bald

bestätigende, bald beruhigende Auskünfte, verlangten immer neue Untersuchungen und wußten insgeheim doch nur zu gut, daß die ernste Diagnose stimmte.

Mit solchem gequälten Nichtwahrhabenwollen reagiert ein Patient besonders dann, wenn er unvermittelt und zu früh informiert wird. Doch trotz dieser Einstellung zu seiner Krankheit ist der Patient vielleicht bereit, ja erleichtert und befriedigt, wenn er mit einem anderen Menschen über sein bevorstehendes Ende sprechen kann.

Die Unterhaltung muß dann stattfinden, wenn der Kranke selbst, nicht der Gesprächspartner, dazu bereit ist, und es muß abgebrochen werden, sobald der Patient zu erkennen gibt, daß er die Tatsachen nicht mehr erträgt und wieder abstreiten möchte.

Alle Kranken haben im Anfang und später immer wieder einmal das Bedürfnis, dem Ernst ihrer Lage auszuweichen. In einem späteren Stadium greifen sie aber eher zur Isolierung von der Umwelt als zur Leugnung. Den Tod verdrängen sie besonders dann, wenn sie mit Menschen sprechen, die selber nicht mit den Gedanken an Tod und Sterben fertig werden. Auch in der Phase, in der sich der Kranke weitgehend isoliert, besteht aber weiterhin der Wunsch zur Aussprache. Diese Aussprachen sind es, die dem Kranken am meisten helfen können, die Todesfurcht zu überwinden und den schweren Weg bis zum Ende zu bestehen.

2. Phase: Zorn

Wenn der Kranke die Ableugnung seines kritischen Zustandes nicht mehr vor sich selbst aufrechterhalten kann, dann tritt er zumeist in die zweite Phase sein, die des Zornes, der Empörung, daß gerade er es sein muß, der so sein Leben verlieren soll. In diesem Zustand ist es für die Angehörigen und die Pfleger besonders schwierig, weil sich sein Zorn und seine Kritik gegen jeden und alles richten kann.

Ganz falsch ist es, wenn seine Umwelt sich unter dem Eindruck seines feindseligen Verhaltens und seiner Vorwürfe von ihm abwendet, weil sie so seine Vereinsamung und damit seine Not verstärkt. Besondere Schwierigkeiten bereiten sich selbst und ihrer Umwelt diejenigen Kranken, die ihr Leben lang eine dominierende Rolle gespielt oder auch ihre Umwelt tyrannisiert haben, und die sich nun macht- und kraftlos den Ärzten und denjenigen ausgeliefert sehen, die sie so lange beherrscht haben. »Der Reiche und Erfolgreiche, die Herrschernatur, ist unter diesen Umständen vielleicht die ärmste Figur.«

Wenn der Patient in dieser Phase Verständnis findet, wenn man ihm die Zeit und Aufmerksamkeit widmet, wird er bald wieder ruhiger werden und weniger fordern. Er weiß, daß man noch mit ihm rechnet, sich um ihn sorgt und ihm ermöglicht, alle noch verbliebenen Fähigkeiten einzusetzen.

3. Phase: Verhandeln

Wenn Ärger und Zorn, warum gerade er es sein muß, sich erschöpfen, versucht der Kranke, mit Gott oder seinem Schicksal zu handeln. Dies ist eine Reaktion der Selbsthilfe, damit der Patient sein Los leichter ertragen kann. Er verspricht, ein besserer Mensch zu werden, sein Leben Gott zu widmen oder ein gutes Werk zu vollbringen, wenn sein Dasein verlängert wird. Tatsächlich zielt das Handeln, das der Kranke vor anderen fast immer geheimhält und von dem allenfalls der Seelsorger erfährt, auf einen selbstgesetzten, befristeten Zeitgewinn mit der stillschweigenden Unterstellung, daß er dann keine weitere Fristverlängerung für sein Dasein fordern werde.

Einige Patienten versprachen, Teile ihres Körpers oder auch den ganzen Körper »der Wissenschaft« zu vermachen, wenn die Ärzte ihre wissenschaftlichen Erkenntnisse zur Verlängerung ihres Daseins nutzen wollten.

Psychologisch gesehen können solche Versprechungen aus

einem verborgenen Schuldgefühl stammen. Deshalb wäre es gut, wenn die Umgebung entsprechende Bemerkungen des Patienten nicht einfach zur Seite schöbe. Eine Menge Einfühlungsvermögen ist schon vonnöten, um etwa einem Schwerkranken, der verschuldet oder unverschuldet durch einen Unfall einen Menschen ums Leben gebracht hat, beim Verarbeiten seiner Schuldgefühle zu helfen. Durch einfühlsame Gespräche können derartige Ängste vielleicht gemildert werden, und der Kranke wird von dem Wunsch nach Bestrafung befreit. Wird diese Phase von der Umwelt ignoriert, so können sich Schuldgefühle auch nach dieser Phase wieder verstärken und manifestieren.

4. Phase: Depression

Wenn der Todkranke seine Krankheit nicht länger verleugnen kann, wenn neue Eingriffe, neuer Krankenhausaufenthalt notwendig werden, wenn immer neue Symptome auftreten und er schwächer und elender wird, dann verfällt er in tiefe Depression. Die Niedergeschlagenheit hat zwei Formen: Sie ist einmal die Reaktion auf das verlorene Dasein mit seinen Freuden, Leiden und Pflichten, zum anderen hat sie die Funktion, den Kranken auf die endgültige Ablösung von dieser Welt, auf den bevorstehenden Verlust des Lebens seelisch vorzubereiten, um das letzte Stadium, die Annahme dieses Schicksals, das Sich-Beugen in das Unvermeidliche, zu erleichtern.

Im ersten Fall hilft es dem Kranken viel, wenn sein Selbstwertgefühl durch Zuspruch wieder gehoben wird, wenn seine Selbstvorwürfe über Versagen oder begangene Fehler entkräftet werden oder wenn er von dem Druck der Sorgen um Pflichten befreit wird, die er nicht mehr erfüllen kann.

Im zweiten Fall sind solche Tröstungen wenig sinnvoll. Der Sterbende, dem der Verlust all dessen, was er besessen und geliebt hat, bevorsteht, muß dann vielmehr sein Leid ausdrücken können. Diese Art der Depression zeigt sich durch Stille an, es bedarf dabei kaum der Worte. Viel wichtiger ist, daß irgendein Vertrauter im stillen Verstehen bei ihm sitzt, seine Hände berührt oder über sein Haar streicht. Bei dieser Form tiefer Traurigkeit, die meist mit zunehmendem körperlichem Verfall einhergeht, würde zuviel Zuspruch und ebenso ärztliche Behandlung die seelische Vorbereitung auf den Tod nur stören.

5. Phase: Zustimmung

Im Endstadium, in dem der Sterbende sein Schicksal annimmt, weder verzweifelt noch hoffnungslos oder zornig ist und seinem Ende mit stiller Erwartung entgegensieht, ist er meist müde und schwach, will ruhig dahindämmern oder öfter für eine kurze Zeit schlafen. Das Interesse an der Umwelt und ihren Problemen erlischt mehr und mehr, oft möchte der Sterbende ungestört bleiben oder schweigen.

Der Kontakt mit ihm wird immer wortloser, aber es ist wichtig für ihn, zu spüren, daß er auch dann nicht allein gelassen ist, wenn er nichts mehr sagt und wenn nichts mehr für ihn getan werden kann.

Diese Phase der Einwilligung darf nicht als ein glücklicher Zustand verstanden werden. Sie ist fast frei von Gefühlen. Der Schmerz scheint vergangen, der Kampf ist vorbei, nun kommt die Zeit der »letzten Ruhe vor der langen Reise«, wie es ein Patient ausdrückt. In dieser Periode braucht die Familie des Sterbenden meistens mehr Hilfe, Unterstützung und Verständnis als der Patient selbst. Wie in allen anderen Phasen spielt auch jetzt die Hoffnung für den Sterbenden eine große Rolle. Keiner gab sich ganz auf und auch keiner hat dauernd behauptet, daß er unter keinen Umständen weiterleben wolle. Wenn der Sterbende das wirklich denkt, ist es gewöhnlich ein Zeichen für das unmittelbar bevorstehende Ende.

Der schlimmste Stoß für das Hoffen ist das Gefühl des Aufgegebenseins, womit gerade im Krankenhaus viel gesündigt wird. Eine zweite Quelle, die den Frieden des Sterbens oft hart stört, ist die Unfähigkeit der Angehörigen, den Tod zu akzeptieren, wenn der Sterbende sich damit schon abgefunden hat. (Die vorstehenden Angaben beziehen sich sämtlich auf Elisabeth Kübler-Ross, Interviews mit Sterbenden, Gütersloh 1980)

Eines scheint mir von besonderer Bedeutung: In der Begegnung mit sterbenden Menschen mache ich nicht nur die Erfahrung, daß ich etwas geben muß und etwas verliere. Das Einbeziehen von Sterben, Tod und Trauer in mein Leben bedeutet nicht nur persönliche Krisen. Es bedeutet auch, daß ich etwas dazugewinne, etwas geschenkt bekomme.

»Das Geschenk, das uns sterbende und trauernde Menschen machen, liegt darin, daß sie uns hineinnehmen in ihre eigenen, persönlichen Erfahrungen. Daß sie uns in Verbindung bringen mit unserer eigenenen körperlichen Endlichkeit. Daß sie uns spüren lassen, wie unsere eigenen Ziele und Bemühungen im Angesicht des Todes ihren wahren Wert beweisen müssen. Damit hilft uns die Begegnung mit sterbenden und trauernden Menschen zu erkennen, was unserem Leben Wert und Sinn gibt über unsere irdische Existenz hinaus. Dies ist ein erster Schritt auf dem Wege, wieder heil zu werden.« (Aus: Arbeitsgruppe »Zu Hause sterben«, Prof. Dr. med. Student, Anne Busche, Hannover 1990, S.33)

Hospize und Hospiz-Initiativen

Häufig fühlen sich Angehörige in der Sterbebegleitung alleingelassen.

Inzwischen gibt es in vielen Städten Arbeitskreise für Sterbebegleitung und Trauerarbeit, denen sich Laien, Helfer und Menschen, die mit der Pflege zu tun haben, anschließen können. Darüberhinaus gibt es verschiedene Organisationen, die alle in ähnlicher Weise ihre Hilfe anbieten bei der Betreuung von Schwerkranken, Sterbenden und deren Familien. Dazu gehören u.a.: Deutsche Hospizhilfe; Internationale Gesellschaft für Sterbebegleitung und Lebensbeistand e.V.; OMEGA- Mit dem Sterben leben e.V.; Pro Senectute, Gesellschaft für würdiges Leben und Sterben im Alter.

Die Hospiz-Bewegung hat sich zu einer weltweiten Bewegung zur Verbesserung der Situation sterbender Menschen und ihrer Angehörigen entwickelt. An die 2000 Hospize existieren inzwischen weltweit, doch es gibt kaum ein Hospiz, das dem anderen gleicht.

Der Begriff »Hospiz« stammt aus dem Englischen und bedeutet Herberge.

1967 versuchte die englische Krankenschwester, Sozialarbeiterin und Ärztin Cicley Saunders, dem sterbenden Menschen und seinen Angehörigen einen eigenen Ort in der Gemeinde zu verschaffen, denn die Verdrängung des Todes hatte gerade in den westlichen Industriestaaten den Höhepunkt erreicht. In Anlehnung an die Tradition mittelalterlicher Pilgerherbergen gab Dr. Saunders diesem Ort den Namen »Hospiz«. Es sollte sterbenden Menschen - Pilgern - Pflege, Stärkung und Herberge anbieten auf ihrer Reise zum letzten Ziel. Die Hospiz-Bewegung ist übrigens maßgeblich von Elisabeth Kübler-Ross unterstützt worden.

Heute versteht man unter diesem Begriff nicht so sehr klinikähnliche Häuser, wie sie es in den Anfangsjahren noch waren, als vielmehr eine neue Umgangsform mit Sterbenden und deren Angehörigen. Der Sterbeforscher Buckingham hat es einmal so formuliert: »ein bestimmtes Konzept medizinischer, pflegerischer und spiritueller Fürsorge, eine bestimmte Einstellung zum Tod und der Fürsorge für den Sterbenden. Er (der Begriff Hospiz - d.Vf.) beschreibt eine besondere Art des Sterbens. Mit der tödlichen Krankheit wird so umgegangen, daß die Patienten bis zu ihrem Tode angenehm leben können, umsorgt von Familie und Freunden. Und die Angehörigen werden in der Phase der Trauer weiterhin begleitet.« (Zitiert nach: Arbeitsgruppe »Zu Hause sterben« an der Ev. Fachhochschule Hannover (Hg.), Zu Hause sterben - Hilfen für Betroffene und Angehörige, Hannover 1990, S. 30f)

Über die Deutsche Hospizhilfe können Sie Anschriften und Informationen, aber auch Literaturempfehlungen zum Thema »Sterbebegleitung« beziehen.

Über *Pro Senectute,* Gesellschaft für würdiges Leben und Sterben im Alter, habe ich eine Patientenverfügung erhalten, auf die ich ausdrücklich hinweisen möchte. Sie können Sie ebenfalls bei Pro Senectute bestellen.

Mit der *Patientenverfügung,* die im Falle einer Krankenhauseinweisung zu den Krankenunterlagen genommen wird, verweigere ich die Zustimmung zu einer Intensivtherapie, einer Reanimation und zu sonstigen Eingriffen im Falle einer Bewußtlosigkeit. Diese Patientenverfügung kann ausgefüllt und unterschrieben bei drei verschiedenen Personen (z.B. Hausarzt) hinterlegt werden. Es geht dabei um den ausdrücklichen Wunsch eines menschenwürdigen Sterbens und die Bitte an die Ärzte, dabei zu helfen.

Sterbehilfe

> »Wer weiß denn, ob das Leben nicht ein
> Sterben ist und das Sterben ein Leben«
> (Euripides)

Gerade bei der Frage nach einem menschenwürdigen Sterben bin ich auf sehr unterschiedliche, emotionale, angstbesetzte und zum Teil erschreckende Äußerungen gestoßen. Meine Absicht ist es nicht, sie alle zur Diskussion zu stellen. Was mich bei alledem besonders erschreckte: Das Verlangen und die Forderung nach einem Tod auf Wunsch - nach freier Entscheidung (?) - wurden oft damit begründet, »daß ich anderen nicht zur Last fallen möchte«. »Heutzutage müssen wir das Elend nicht ertragen, es gibt doch inzwischen recht gute Möglichkeiten...«, sagte mir der Geschäftsführer einer mittleren Firma, dessen Vater seit ein paar Wochen im Pflegeheim war. Aber auch Äußerungen, daß es natürlich so etwas gebe wie »lebensunwertes Leben« habe ich mehr als einmal gehört.

Frau Dr. Kübler-Ross ist auch angesehene Pionierin der seit über 25 Jahren von Amerika bis Japan, England bis Südafrika erfolgreichen Hospiz-Bewegung. 1993 erschien ihr Buch »Erfülltes Leben - würdiges Sterben«, das auf sieben Vorträgen der letzten 15 Jahre basiert. Folgender Teil ihrer Geschichte hat mich in dem Zusammenhang der »Sterbehilfe -Diskussion« noch lange beschäftigt:

»...ich verließ die Schweiz, verließ meine Familie und die Sicherheit meines Zuhauses. Ich unternahm eine Reise durch das Nachkriegseuropa. (...) Auf dieser Reise kam ich auch nach Maidanek in Polen - ein Konzentrationslager, wo ich ganze Waggonladungen kleiner Schuhe von ermordeten Kindern und Waggonladungen menschlichen Haares sah. Wenn man so etwas in einem Buch liest, ist das eine Sache. Aber wirklich dort zu stehen, die Krematorien vor Augen zu haben und ihren Geruch in der Nase zu spüren - das ist etwas völlig anderes. Ich war damals neunzehn und kam aus einem Land, das keine Erschütterungen kannte. Wir hatten keine Rassenprobleme und keine Armut, und wir hatten seit 760 Jahren keinen Krieg mehr.

Damals kannte ich das Leben nicht. Doch als ich an diesem Ort, in Maidanek, stand, überfielen mich plötzlich die Schrecken der ganzen Welt. Nach einer solchen Erfahrung kann man nie mehr derselbe Mensch sein wie zuvor. Für mich war dieser Tag ein gesegneter Tag. Ohne die Erfahrung von Maidanek würde ich heute nicht das tun, was ich tue.

Ich fragte mich: Wie können Erwachsene, Männer und Frauen wie du und ich, 960000 unschuldige Kinder ermorden und sich gleichzeitig um ihre eigenen Kinder zu Hause sorgen, die die Windpocken haben? Und dann ging ich hinüber zu den Baracken, wo die Kinder die letzte Nacht ihres Lebens verbracht hatten. Ich wußte nicht, warum ich das tat, aber ich glaube, ich suchte nach Botschaften, nach Spuren, wie diese Kinder dem Tod entgegengegangen waren. Sie hatten mit einem Stückchen Stein oder Kreide oder auch nur mit den Fingernägeln Symbole in die Wände der Baracken geritzt. Das am häufigsten auftauchende Bild war der Schmetterling.

Ich sah all diese Schmetterlinge. Ich war damals noch sehr jung. Ich wußte nicht viel. Ich hatte keine Vorstellung, warum fünf, sechs, sieben, acht oder neun Jahre alte Kinder, die gewaltsam von zu Hause, von ihren Eltern, aus der Sicherheit ihrer Häuser und Schulen fortgeholt und in Viehwaggons nach Auschwitz, Buchenwald und Maidanek gebracht wurden - warum diese Kinder Schmetterlinge sahen. Es dauerte ein Vierteljahrhundert, bis ich die Antwort fand.

Damals in Maidanek begann meine Arbeit. Und in Maidanek begegnete ich auch einem jüdischen Mädchen, das nach Kriegsende dort geblieben und nicht fortgegangen war. Ich verstand nicht, warum sie das getan hatte. Sie hatte ihre Großeltern, ihre Eltern und alle ihre Geschwister in den Gaskammern des Konzentrationslagers verloren. Sie alle waren in die Gaskammer hineingestoßen worden, bis beim besten Willen niemand mehr hineinpaßte und so war sie allein verschont geblieben. Entsetzt fragte ich sie: 'Was in aller Welt tust du hier? Warum bleibst du an diesem unmenschlichen Ort?' Sie antwortete mir: 'In den letzten Wochen im Konzentrationslager habe ich mir geschworen, daß ich überleben würde, nur um der Welt von den Schrecken der Nazis und der Konzentrationslager zu erzählen. Dann kamen die Befreier. Ich sah diese Menschen und sagte mir: Nein. Wenn ich tue, was ich mir vorgenommen hatte, bin ich auch nicht besser als Hitler. Denn was würde ich anderes tun, als die Saat des weiteren Hasses und weiterer Gewalt in der Welt säen? Wenn ich hingegen glauben kann, daß niemandem mehr auferlegt werden kann, daß wir niemals allein sind, wenn ich die Tragödie und das Entsetzen von Maidanek akzeptieren und hinter mir lassen kann, wenn ich das Leben auch nur eines einzigen Menschen beeinflussen und ihn von bösen Gedanken, von Haß, Rache und Bitterkeit abbringen und in einen Menschen verwandeln kann, der dienen und lieben und mitmenschlich sein kann, dann hat es einen Sinn gehabt und ich habe es verdient zu überleben.'«

Und an einer anderen Stelle schreibt sie: »Ich glaube, das größte Geschenk, das diese Patienten mir machten, bestand darin, daß sie mich lehrten, daß es etwas gibt, das besser ist als Psychopharmaka und Elektroschockbehandlungen, ja besser als die ganze ärztliche Wissenschaft überhaupt: die Erkenntnis, daß man Menschen mit wirklicher Liebe und Fürsorge tatsächlich helfen und viele, viele gesund machen kann. Was ich Ihnen damit sagen will, ist, daß Wissen zwar nützlich sein kann, daß aber Wissen allein niemandem hilft. Wenn Sie nicht alles einsetzen - Ihren Kopf und Ihr Herz und Ihre Seele -, werden Sie keinem einzigen Menschen je wirklich helfen können. In meiner ganzen Arbeit mit Patienten - ob es nun Geisteskranke, geistig behinderte Kinder oder Sterbende waren - habe ich gelernt, daß das Leben eines jeden Kranken einen Sinn hat.

Diese Menschen können nicht nur von uns lernen und unsere Hilfe annehmen, sie können umgekehrt auch uns etwas lehren. Das gilt für sechs Monate alte geistig behinderte Kinder, die nicht sprechen können, ebenso wie für Geisteskranke, für die es keine Hoffnung auf Heilung mehr gibt und die sich wie Tiere benehmen, wenn wir ihnen zum ersten Mal begegnen.« (E. Kübler Ross, Erfülltes Leben - würdiges Sterben, Gütersloh 1993, zitiert in: »Hospiz-Bewegung« - Nachrichten-Magazin der Deutschen Hospizhilfe, 2/1993, S. 10ff)

Die Präsidentin der Deutschen Hospizhilfe, Renate Wiedemann, hat im Juni 1995 folgende Antwort auf die Frage: »Warum Sterbehilfe so gefährlich ist« gegeben:

»Mit großer Sorge verfolge ich die in Deutschland immer wieder aufkeimende Diskussion um aktive Sterbehilfe, um die Forderung nach vorzeitiger Beendigung sogenannten 'lebensunwerten' Lebens im Alter, bei schwerer Krankheit oder Behinderung. Denn derartige Forderungen sind ja durchaus nicht neu.

Schon Ende letzten Jahrhunderts - also weit vor Einführung der Intensivstationen und der heute so oft für inhumanes Sterben verantwortlich gemachten Apparate-Medizin - gab es von damals führenden Sozialreformern, Medizinern und sogenannten fortschrittlichen Bürgern den Ruf nach aktiver Sterbehilfe. Wo sie endete, ist bekannt - in der Euthanasie, in den Gaskammern des Dritten Reiches.

Umso unverständlicher ist es für mich, daß kaum vierzig Jahre nach Kriegsende schon wieder sogenannte 'Patientenärzte aus Liebe' und andere - und zwar vorwiegend gesunde! - Teile der deutschen Bevölkerung das Recht auf einen vorzeitigen Tod forderten und fordern: Ein Gesetz, das Ärzte verpflichten soll, Menschen, die bei unheilbarer Krankheit oder Behinderung ihr Dasein nicht mehr als lebenswert betrachten, zu töten.

Was aber, käme so ein Gesetz tatsächlich auch bei uns zustande (in den Niederlanden und einigen Teilen Australiens ist es seit kurzem bittere Wirklichkeit), würde dann mit all jenen geschehen, die auf Grund ihrer Krankheit nicht mehr die Möglichkeit der 'freien Willensentscheidung' haben?

Wer würde bei all den psychisch Kranken, den altersverwirrten Patienten oder den Schädel-Hirn-Verletzten bestimmen, wie 'lebenswert' ihr Leben noch ist?

Ärzte? Angehörige? Eine Kommission? Das Gericht?

Und wie zuverlässig ist ihr Urteil über den dann *vermeintlichen Willen* des Patienten?

Oder sollten ausgerechnet jene Menschen, die vielleicht tatsächlich nicht oder nicht mehr in der Lage sind, ihrem Leben selbst ein Ende zu setzen oder ihren Sterbewunsch klar zu äußern, kein 'Anrecht' auf einen 'erlösenden' Tod haben - wenn es denn tatsächlich eine so humane Tat ist?

Und wie groß würde der moralische Druck auf all jene werden, die trotz schwerer Behinderung, leidvoller Krankheit und hohen Alters ihr Leben immer noch lieben - obwohl sie nach landläufiger Meinung ein 'unwertes' Leben führen?

Dürfen diese Menschen in unserer an Jugend, Erfolg, Gesundheit und Leistung orientierten Gesellschaft dann noch Krankenkassen, Allgemeinheit und ihre Angehörigen guten Gewissens mit hohen Therapiekosten, jahrelanger Pflegebedürftigkeit oder teuren Operationen belasten? Müßten sie - als 'verantwortungsvolle' Staatsbürger sozusagen - dann nicht sogar um die 'Erlösungsspritze' bitten, wo sie auf Grund ihrer Situation doch das 'Recht' (die Pflicht?) eines vorzeitig herbeizuführenden Todes haben?

Und was, bliebe noch zu fragen, ist eigentlich eine 'unheilbare' Krankheit, die Voraussetzung für eine Todesspritze sein soll? Gilt 'unheilbar krank' auch für Rheumatiker, Diabetiker, Allergiker? Oder vielleicht sogar für mich, die ich einen angeborenen Bandscheibenschaden habe, der mich mein Leben lang begleiten, mir nach Ansicht der Ärzte unter Umständen auch erhebliche Beschwerden und Schmerzen bereiten wird?

Würde man mir, wenn ich mit meiner 'unheilbaren' Krankheit nicht zurecht käme, auch eine 'Erlösungsspritze' zukommen lassen wollen?

Und gibt es, wenn 'unheilbar' krank die Grundvoraussetzung für einen vorzeitigen Tod sein soll, dann überhaupt noch einen Deutschen jenseits der sechzig, der diese nicht erfüllt, nicht unter das Gesetz fallen würde?

Ich meine, daß nicht das Recht auf den Tod in Gefahr ist, sondern weitaus mehr das Recht auf Leben. Und daß sich das, was im ersten Augenblick als durchaus sinnvolle 'Erlösungshilfe' und Wahrung des Selbstbestimmungsrechtes anmutet, bei genauerem Hinsehen nur als eines entpuppt - als *elementare Bedrohung des Lebensrechtes von Millionen von Bundesbürgern*!« (Zitiert aus: Offener Brief vom Juni 1995 in der Informationsmappe der Deutschen Hospizhilfe e.V).

In diesem Kapitel sind eine ganze Reihe wichtiger Fragen angeschnitten und bestimmt nicht erschöpfend behandelt worden. Die Zitate habe ich herangezogen, weil sie auch meine Einstellung zu dem Komplex »Sterbehilfe« wiedergeben. Von meinem christlichen Glauben her sehe ich in jedem Menschen ein Geschöpf Gottes und damit eine Schwester oder einen Bruder, die oder der unabhängig von seinen Leistungen und Fähigkeiten wert ist, geliebt zu werden. Das gilt auch für die Lebensphasen oder Lebensumstände, in denen ein Mensch vorwiegend auf fremde Hilfe - ob als Säugling, als Behinderter oder als Sterbender -, angewiesen ist.

Ich bin außerdem der Auffassung, daß sich unsere Gesellschaft mit der Tabuisierung von Leiden und Sterben selber schadet. Wer das Leben ansieht, ohne den Tod ins Auge zu fassen, der lebt vermutlich nicht sehr bewußt. Die Verdrängung von Leiden und Sterben führt zu oberflächlicher Betrachtung des eigenen Lebens. Glück kann ich nur wahrnehmen, wenn ich das Unglück nicht ausklammere. Das gilt für mich auch im Zusammenleben mit schwerkranken oder sterbenden Menschen. Denn ich gebe dem Hilfebedürftigen nicht nur etwas, sondern ich bekomme im Austausch von ihm wesentliche Erfahrungen zurück.

Die öffentliche Diskussion wird gegenwärtig darüber geführt, was unter »aktiver« oder »passiver« Sterbehilfe zu verstehen ist.

Es handelt sich bei der Sterbehilfe in der Tat um eine »Grauzone«: Ist das Abstellen einer Maschine oder der Abbruch künstlicher Ernährung bei einem Sterbenden bereits verbotene aktive oder noch erlaubte passive Sterbehilfe? So leicht ist diese Frage für mich nicht zu beantworten. Eine wichtige Frage wäre für mich: Könnte ich selbst den Knopf der Maschine drücken, wenn mein Mann daran hinge und mich darum bäte, sie abzustellen? Für mich gibt es schon einen Unterschied zwischen einer Lebensverlängerung um jeden Preis und aktiver Sterbehilfe, die ich Euthanasie nenne. Ohne Frage gibt es auch Situationen, die äußerst kompliziert sind.

Aber in Gesprächen mit Angehörigen und auch Pflegekräften wird mir immer deutlicher, was sich hinter dem Stichwort von der Sterbehilfe auch noch verbergen kann, nämlich ein zutiefst inhumanes Menschenbild im Gefolge von »Kostendämpfungsmaßnahmen«. Die Fragen lauteten dann im Klartext: Was kostet das lange Sterben eines Menschen? Kann man es nicht abkürzen und damit Geld sparen? Der »unnütze Schwerkranke« und das »lebensunwerte Leben« - sie liegen hier auf einer gedanklichen Ebene. Wenn menschliches Leben - und Sterben - nur noch als Kostenfaktor unter Marktgesichtspunkten bewertet wird, dann zeigt sich m.E. das wahre Gesicht einer kapitalistischen Gesellschaft.

Besonders bedenklich finde ich, daß solche Überlegungen auch im christlichen Umfeld an Boden gewinnen. Dabei wird nicht gesehen, daß damit im Kern jedes menschliche Leben zur Disposition gestellt wird.

Ab wann - und für wen? - ist es denn nicht mehr wert, gelebt zu werden? Und wer bestimmt das? Will der Sterbende möglicherweise nur deshalb sterben, weil er es nicht mehr ertragen kann, daß seine ganze Familie unter der Last seiner Pflege leidet? Verlangt der Todkranke nach seinem Tod, weil er die Schmerzen nicht mehr aushält?

Aus eigener Anschauung kenne ich das Problem der Belastbarkeit bei der Pflege von schwerkranken Menschen. Wie lange halten meine Angehörigen und ich die intensive Betreuung eines Sterbenden durch? Ich kann den Wunsch nach dem Ende nachvollziehen, wenn ich als Pflegender keine Kraft mehr habe oder weil ich das Leiden nicht mehr ertragen kann. Das des Sterbenden oder mein eigenes? Verstehen kann ich diese Einstellung. Aber - ist hier die Tötung des Sterbenden wirklich die einzige Lösung? Ich denke, sie ist die einfachste Art, das Problem loszuwerden. Aber human ist sie nicht. Menschlich wäre m.E., wenn der todkranke Patient wirksamere Bekämpfung seiner Schmerzen erführe. Fachärzte wissen schon seit Jahren, daß sich der Todeswunsch des Sterbenden bei guter Schmerzstillung erfahrungsgemäß verflüchtigt.

Menschlicher wäre auch, wenn der Sterbende und die ihn beim Sterben begleitenden Angehörigen wirksamere Hilfe erlebten. Da sie oft allein gelassen werden, fühlen sie sich zu Recht überfordert, und der Wunsch nach einem raschen Ende ist leicht nachzuvollziehen. Aus der Hospiz-Bewegung wissen wir, daß die beste »Euthanasie« der menschliche Beistand ist. Hier sollten wir uns auch Anregung und Hilfe für die schwierige Aufgabe der Sterbebegleitung holen.

Übrigens - in Afrika stirbt kein kranker Mensch allein. Freunde und Angehörige sind Tag und Nacht um ihn. Was hindert uns daran, es den Afrikanern gleichzutun?

Von der Schwierigkeit der Pflegenden, Hilfe anzunehmen

Ich habe mir häufig die Frage gestellt, warum Menschen, und meist sind das Frauen, die Familienmitglieder pflegen, dies oft ohne Hilfe tun. Wenn sie Hilfe anfordern, sind sie meistens selbst mit ihren Kräften am Ende. Sie haben dann bereits die Grenzen ihrer eigenen Belastbarkeit erreicht. Einige Gründe für die Überforderung bzw. Belastung für den/die Pflegende/n, möchte ich noch einmal zusammenfassen. Da sind einmal Begründungen wie:

- Ich schaffe das alleine
- Ich möchte keine fremde Person in meinen Haushalt hineinblicken lassen
- Das Pflegegeld verdiene ich mir selber
- Wenn ich Hilfe beanspruche, z.B. auch bei Konflikten in meiner Pflegesituation, müßte ich zugeben, daß ich persönlich versagt habe
- Der Pflegebedürftige akzeptiert nur mich und lehnt fremde Hilfe ab.

Dazu kommt die Situation, in der sich die Pflegenden befinden:

- Der/die Pflegende hat oft das Gefühl, nicht verstanden zu werden
- Einsamkeit und Isolation spielen eine Rolle bei Pflegesituationen, die sich über Jahre hinziehen
- Große Nähe und wenig Möglichkeit zu Distanz lassen häufig keinen Raum für die persönlichen Bedürfnisse
- Lob und Anerkennung findet der/die Pflegende selten - weder von der Pflegeperson noch von Familienmitgliedern
- Es fehlt die Möglichkeit, in einer Überforderungssitua-

tion eigene Gefühle wie Angst, Trauer und Wut zu verarbeiten

• Schuldgefühle spielen eine ganz wichtige Rolle: Werde ich der Pflegeperson gerecht, meiner Familie und mir selber?

• Welche Möglichkeit habe ich nun, aus diesem schwierigen Spannungsverhältnis zwischen Verantwortungs- und Schuldgefühl auf der einen Seite und meinen eigenen Bedürfnissen auf der anderen Seite herauszukommen?

Zunächst scheint mir wichtig, mir selber zuzugestehen, daß ich Hilfe brauche. Wie sie im einzelnen aussieht, ist von der jeweiligen Pflegesituation abhängig. Manchmal reicht ein Gespräch in einer Gesprächsgruppe für pflegende Angehörige aus.

Ich habe die Erfahrung gemacht, daß soziale Isolation und seelische Überforderung von einer solchen Gruppe wirksam gemildert werden können. Durch moralische Unterstützung und entsprechende Motivation durch Fachleute kann dabei mangelndes Selbstwertgefühl wieder aufgebaut werden. Gleichzeitig werden die eigenen Grenzen bewußt, die Mut zur Veränderung ermöglichen.

Sich selbst nicht vergessen

Aus meinem täglichen Pflege-Umgang und einem sich häufig verändernden Krankheitsbild weiß ich inzwischen, daß es nicht nur der Pflegebedürftigen gut gehen soll und daß deren Interessen meinen Alltag bestimmen, sondern daß ich mich dabei auch selbst nicht vergessen darf.

Gerade verantwortungsbewußte Menschen (und nur solche können auf Dauer in der Pflege eine gute Hilfe sein) haben sich Lebensregeln aufgestellt, die sehr schnell aus einer hohen Anforderung eine Überforderung machen.

Gerade bei Frauen aus einem betont christlichen Umfeld, die ich kenne, sind mir einige Lebensregeln aufgefallen, die sie selber nicht zur Ruhe kommen lassen. Diese Lebensregeln werden ihnen zu inneren »Antreibern«, ohne daß sie ihnen bewußt sind. Einige davon, die aus der Transaktionsanalyse stammen, möchte ich nennen:

• Sei perfekt! Dieser Antreiber verlangt Vollkommenheit in allem, was ich tue. Er verlangt Perfektionismus.

• Müh dich ab! Es könnte auch heißen: »Arbeite hart.« Nur die Anstrengung zählt. Nichts ist erlaubt, was leicht geht.

• Sei stark! Ich darf keine Schwäche zugeben. Ich darf nicht ausruhen. Menschen unter diesem Antreiber sind sehr gefühlsverhalten. Psychosomatische Erkrankungen sind hier sozusagen vorprogrammiert.

• Beeil dich! Die Zeit spielt eine Rolle. Alles muß ganz schnell gehen: arbeiten, sprechen und antworten.

Ich behaupte deshalb: Wenn die Balance zwischen Einsatz und Erfolg nicht mehr stimmt, kommt es zwangsläufig zur Katastrophe. Doch wo können wir im Umgang mit hilfsbedürftigen Menschen von »Erfolg« reden? Wo finden wir eine

»Belohnung« in unserer täglichen Arbeit? Das Gefühl und die Erfahrung, daß es irgendeinen Erfolg gibt, brauchen wir alle, darauf sind wir sogar dringend angewiesen.

Doch im Unterschied zur Berufsarbeit »draußen« können wir im Umgang mit unseren Pflegebedürftigen andere »Erfolgskriterien« beobachten: ein Tag mit weniger Leid, ein dankbarer Blick, ein Tag ohne Schmerz, gute Gespräche, Zuwendung. Sichtbare Erfolge, die wir bei gutem Hinsehen dann doch entdecken können.

Mir ist das »seelische Ausruhen« in der Pflege am wichtigsten geworden, und ich weiß um die Zusammenhänge zwischen einem hohen Anspruchsniveau, das ich an mich selbst stelle, und bestimmten Formen von Depression.

Es gibt drei verschiedene Möglichkeiten des »seelischen Ausruhens«: entspannungsbezogen, personenbezogen, fachbezogen.

(Vgl. dazu auch Traugott U. Schall, Wenn Mitarbeiter am Ende sind. Hilfe zu neuen Anfängen, in: Evangelische Impulse 3/88, S. 43ff)

• *Entspannungsbezogenes Ausruhen*

Ausruhen und Abschalten gehören dazu und die Reflexion, ob ich inzwischen Allmachtsgefühle entwickle und die Überforderung brauche. Zu diesem Ausruhen gehören Spaziergänge, Unterhaltung, ein gutes Buch, Hobbies, Theater, Film, Funk und auch die Pflege der Freundschaft oder Ehe. Wir brauchen die verstehende Zuwendung in einer guten Beziehung. (Ein großer Teil von Pflegenden und Vertretern aus helfenden Berufen ist in der Eheberatung wiederzufinden).

• *Personenbezogenes Ausruhen*

In der Gesprächsgruppe für pflegende Angehörige habe ich die Möglichkeit, über meine Bedürfnisse, meine Probleme im Umgang mit Krankheit und Tod zu reden. Das Gespräch, in Anwesenheit einer Fachkraft, hat entlastenden Charakter. Ich habe das Angebot meiner Kirchengemeinde gerne aufgegriffen und an einer Supervision teilgenommen. Hier hatte ich die Möglichkeit, in einem geschützten Raum, unter therapeutisch-seelsorgerischer Leitung Selbstanforderungen, Zweifel, Ängste und Enttäuschungen in hilfreichen Gesprächen zu klären. Natürlich muß ich auch in einer solchen Gruppe eigene Widerstände durchbrechen, weil ich hier am ehesten auch meinen eigenen Schwächen begegne.

• *Fachbezogenes Ausruhen*
Diese Art von Ausruhen wird in erster Linie von Fachkräften wahrzunehmen sein. Hierzu ist vor allem das Studium von Fachliteratur zu zählen und/oder die Teilnahme an wie immer gearteter Fortbildung.

An anderer Stelle habe ich bereits etwas über das notwenige Verhältnis von Nähe und Distanz gesagt. Wie diese Entlastung realisiert werden kann, muß jeder Pflegende selbst herausfinden. Daß es Möglichkeiten gibt, sich abzugrenzen, habe ich hoffentlich durch die unterschiedlichen Angebote im informativen Teil des Buches aufgezeigt.

Das »Am-Ende-Sein« kennen viele, die in der Pflege tätig sind. Wenn wir uns die Ursachen noch einmal verdeutlichen: Hohe Erwartungen, Überforderung, Mißerfolg, Umwelteinflüsse, dann wird uns klar, daß wir ohne begleitende Hilfe auf Dauer nicht auskommen können. Wenn der Zeitpunkt gekommen ist, daß wir »gar nicht mehr können«, müssen wir vielleicht den Gedanken an einen Pflegeplatz prüfen. Dann wissen wir jedoch, ohne ein schlechtes Gewissen haben zu müssen, daß wir unseren pflegebedürftigen Angehörigen begleitet und mit ihm zusammengelebt haben, so lange wir selber Kraft genug dazu hatten.

II.
Die Pflegeversicherung und ihre Leistungen - Die wichtigsten Informationen im Überblick

Von allen politischen und gesellschaftlich relevanten Gruppen wurde seit Jahren die Pflegeversicherung diskutiert. Ihre Einrichtung schien allen Beteiligten notwendig, weil die Pflegebedürftigkeit zu einem gesellschaftlichen Problem geworden ist und weil die Kosten für den Staat und für den einzelnen drastisch gestiegen sind. Der Begriff Pflegeversicherung bedeutet, daß bei Eintritt der Pflegebedürftigkeit eine Versicherung die Kosten ganz oder zumindest teilweise übernimmt.

Die Frage war, in welcher Form die Gesellschaft die Aufwendungen tragen sollte. Über private Absicherung, über ein sogenanntes Sozialversicherungsmodell, über Steuererhöhungen?

Zu spät hat die Politik erkannt, daß bezüglich der Pflegebedürftigkeit etwas getan werden mußte. Früher wurden pflegebedürftige Familienmitglieder von der Familie im Rahmen der Großfamilien mitversorgt. Heute wird es im Rahmen der Entwicklung hin zur Kleinfamilie immer schwieriger - zum Teil ist es aufgrund der Wohnsituation überhaupt nicht mehr möglich -, Pflegebedürftige zu Hause zu versorgen.

Die Folge: Mehr als ein Viertel der Pflegebedürftigen wird in Pflegeheimen betreut und versorgt. In vielen Fällen ist jedoch die Pflegebedürftigkeit gar nicht bezahlbar, denn der Platz in einem Pflegeheim lag 1990 im Bundesdurchschnitt bei 3.100 DM monatlich. Seit dieser Zeit sind die Kosten weiter angestiegen.

Konnten diese Kosten nicht aufgebracht werden, mußte das Sozialamt einspringen, d.h. daß die Sozialhilfe sozusagen im Weg der öffentlichen Fürsorge eintritt. Für viele Betroffene wie auch für ihre Familienangehörigen bedeutete das jedoch massive finanzielle Belastungen. Denn erst wenn alle finanziellen Möglichkeiten ausgeschöpft waren, trat die Sozialhilfe in Kraft.

Die Vermögens- und Einkommensverhältnisse der Pflegebedürftigen mußten offengelegt werden. Das Vermögen, zu dem auch Haus- und Grundbesitz gehört, - mußte bis auf einen geringen Betrag aufgebraucht werden. Die unterhaltspflichtigen Angehörigen, in der Regel Eltern und Kinder, konnten im Rahmen der gesetzlichen Bestimmungen zur Finanzierung eines Pflegeplatzes herangezogen werden. Erst dann konnte die Sozialhilfe beansprucht werden, wenn all diese Faktoren abgeklärt waren.

Lediglich 25% der Pflegeheimbewohner können bisher für ihren Pflegeplatz selber aufkommen. Und so liegt es auf der Hand, daß auch der Staat, Bund, Länder und Gemeinden durch die Anzahl der Pflegebedürftigen finanziell belastet werden.

Mit der Einführung der Pflegeversicherung sollte deshalb eine Entlastung für beide Seiten geschaffen werden: Zum einen bei den Betroffenen und den Familienangehörigen, zum anderen auch beim Staat.

Darum ist nahezu zwanzig Jahre heftig politisch gestritten worden, bis endlich die Pflegeversicherung von Bundesrat und Bundestag beschlossen wurde. Seit 1. Januar 1995 ist sie in Kraft.

Wie funktioniert die Pflegeversicherung?

Dazu schreiben das Ministerium für Arbeit, Gesundheit und Soziales des Landes Nordrhein-Westfalen sowie das Bundesministerium für Arbeit und Sozialordnung in verschiedenen Broschüren unter anderem:

Die Pflegeversicherung betrifft alle Bürgerinnen und Bürger. Da alle von dem Risiko betroffen sind, pflegebedürftig zu werden, sind auch alle bei einer Pflegekasse pflichtversichert: Erwerbstätige, nichterwerbstätige Ehepartner und Kinder ebenso wie Rentner, Arbeitslose und alle anderen Bezieher von Sozialleistungen. Sie alle haben Anspruch auf den Schutz der Pflegeversicherung.

Bei welcher Pflegekasse werde ich versichert?

...wenn ich Pflichtmitglied in der gesetzlichen Krankenversicherung bin?

Die für Sie zuständige Pflegekasse richtet sich nach Ihrer Krankenversicherung. Wenn Sie Mitglied einer gesetzlichen Krankenkasse sind, dann ist diese Krankenkasse auch Ihre Adresse für die soziale Pflegeversicherung.

Sie werden Mitglied der Pflegekasse, die bei Ihrer Krankenkasse eingerichtet wird. Dies gilt sowohl für Pflichtversicherte als auch im Grundsatz für freiwillig Versicherte, die ein Wahlrecht haben.

Muß ich einen Antrag stellen?

Sie müssen keinen Antrag bei Ihrer gesetzlichen Krankenkasse stellen, um Mitglied der Pflegeversicherung zu werden. Auch dann nicht, wenn Sie freiwillig versichert sind und Mitglied der sozialen Pflegeversicherung werden wollen.

...und wenn ich freiwillig in der gesetzlichen Krankenversicherung bin?

Sie müssen auf jeden Fall versichert sein, Sie haben aber die Wahl zwischen sozialer und privater Pflegeversicherung.

Wenn Sie sich als freiwillig Versicherter für eine private Pflegeversicherung entscheiden oder schon länger in einer solchen sind, können Sie bis spätestens 30. Juni 1995 bei Ihrer gesetzlichen Krankenkasse einen Befreiungsantrag stellen. Die Krankenversicherung müssen Sie in diesem Falle nicht wechseln.

...und wenn ich in einer privaten Krankenversicherung bin?

Privat Krankenversicherte müssen zum 1. Januar 1995 eine private Pflegeversicherung abschließen. Die gilt auch für privatversicherte Beamtinnen und Beamte.

Was will die Pflegeversicherung?

Mit der Pflegeversicherung soll die Situation der Pflegebedürftigen verbessert werden. Die Belastungen der pflegenden Angehörigen sollen erleichtert werden.

An anderer Stelle heißt es weiter:

Im Interesse der pflegebedürftigen Menschen wirkt die
Landesregierung von NRW deshalb eng zusammen mit den
Kommunen, den Pflegekassen und Pflegeeinrichtungen, um
das Pflegeversicherungsgesetz umzusetzen.

Wie wird die Pflegeversicherung finanziert?

Grundsätzlich werden die Beiträge zur Pflegeversicherung von
den Versicherten und den Arbeitgebern je zur Hälfte getragen. Als Ausgleich für die finanziellen Mehrbelastungen der
Arbeitgeber durch die Pflegeversicherung soll ein Feiertag
gestrichen werden. Es muß ein Feiertag sein, der immer auf
einen Werktag fällt. Welcher Feiertag gestrichen wird, ent-
scheidet der Landtag. (In den meisten Bundesländern wurde
der Buß- und Bettag als arbeitsfreier Feiertag gestrichen.)

Mit dieser Regelung wurde das wichtige Paritätsprinzip
der Sozialversicherung ausgehöhlt.

Erwerbstätige

Ab Januar 1995 wird monatlich 1% des Bruttogehaltes an
die Pflegekassen abgeführt. Ein Arbeitnehmer oder eine Ar-
beitnehmerin bezahlt für die Pflegeversicherung zunächst
höchstens 28,50 DM monatlich. Dieser Höchstbetrag gilt bei
der Beitragsbemessungsgrenze von 5.700 DM für 1994. Sollte die Beitragsbemessungsgrenze 1995 auf 6.000 DM steigen, wäre ein monatlicher Höchstbetrag von 30 DM zu zahlen.

Ab Juli 1996 beginnen die Leistungen für die stationäre
Pflege; dann erhöht sich der Beitragssatz auf insgesamt 1,7%
des Bruttogehaltes.

Kinder und Ehegatten

Solange deren Einkommen unter der Geringfügigkeitsgrenze von 560 DM monatlich liegt, sind sie im Rahmen der Familienversicherung beitragsfrei mitversichert.

Rentner

Der allgemeine Beitragssatz von derzeit einem Prozent gilt auch für Rentner. Die Hälfte des Beitrages wird von der Rente abgezogen. Die zweite Hälfte trägt die Rentenversicherung.

Arbeitslose

Die Bundesanstalt für Arbeit zahlt die Beiträge für die Bezieher von Arbeitslosengeld, Arbeitslosenhilfe, Eingliederungsgeld, Eingliederungsgeld für Spätaussiedler, Unterhaltsgeld und Altersübergangsgeld.

Sozialhilfeempfänger

Die Beiträge für Sozialhilfeempfänger trägt das Sozialamt.

Weitere Informationen zum Pflegeversicherungsgesetz und zur Versorgung bei Pflegebedürftigkeit erhalten Sie bei Ihrer Krankenkasse/Pflegekasse.

Leistungen der Pflegeversicherung

Leistungen der Pflegeversicherung werden in zwei Stufen eingeführt: Die Leistungen bei häuslicher Pflege zum 1. April 1995 und Leistungen bei stationärer Pflege zum 1. Juli 1996.

Häusliche Pflege

Die häusliche Pflege hat Vorrang vor einer stationären Unterbringung. Leistungen werden vom 1. April 1995 an erbracht.

Wer ist pflegebedürftig?

Bei der Pflegebedürftigkeit wird auf den Hilfebedarf bei den regelmäßig wiederkehrenden Verrichtungen des täglichen Lebens abgestellt.

Pflegebedürftig sind Personen, die wegen einer körperlichen, geistigen oder seelischen Krankheit oder Behinderung für die gewöhnlichen und regelmäßig wiederkehrenden Verrichtungen im Ablauf eines Lebens auf Dauer, voraussichtlich für mindestens sechs Monate, in erheblichem oder höherem Maße der Hilfe bedürfen.

Feststellung der Pflegebedürftigkeit

Vom 1. April 1995 an sollen laut Bundesarbeitsminister Norbert Blüm (CDU) etwa eine Million Pflegebedürftige Leistungen für die häusliche Pflege erhalten. Die von den Politikern geweckte Hoffnung ist groß: Der entwürdigende Gang zum Sozialamt soll den Hilfsbedürftigen damit erspart bleiben, obwohl die Wohlfahrtsverbände darauf hinweisen, daß auch in Zukunft ein Teil der Pflegekosten vom Sozialamt übernommen werden muß. Braucht ein Mensch beispielsweise rund um die Uhr Pflege oder aber weniger als 90 Minuten Pflege pro Tag, wird er sich weiterhin an das Sozialamt wenden müssen.

Ein Mitarbeiter des Paritätischen Wohlfahrtsverbandes hat errechnet, daß rund 465.000 Pflegebedürftige leer ausgehen werden, weil sie nur an einigen Tagen und nicht täglich Hilfe benötigen. (Quelle: Evangelischer Pressedienst vom 6.4.1995)

Während ich an diesem Buch schreibe, erfahre ich durch den privaten Pflegedienst und durch die Krankenkassen, daß die Gebührenverhandlungen immer noch nicht abgeschlossen sind und der Streit zwischen Pflegekassen und Anbietern über die Höhe der Vergütung für eine Pflegestunde noch nicht entschieden ist.

In diesen Wochen erhalten mehrere hunderttausend alte und kranke Bundesbürger Besuch vom Medizinischen Dienst, wenn sie einen Antrag auf Pflegebedürftigkeit gestellt haben. Da es dem Gesetzgeber nicht möglich ist, auf alle Einzelheiten einzugehen, um eine Zuordnung der Pflegebedürftigen zu einer der drei Pflegestufen vorzunehmen, ist vor allem im Hinblick auf die Klärung medizinischer Fragen der dafür zuständige Medizinische Dienst der Krankenkassen einzuschalten.

Anna K. ist aufgeregt an diesem Vormittag. Der Medizinische Dienst hat sich bei ihr angekündigt. Anna K. ist sehr früh aufgestanden, hat sich angezogen und wartet. Seit Jahren wird sie von einer Nachbarin betreut und ist beinahe beleidigt über die Fragen, die ihr nun gestellt werden: »Aufstehen und waschen, das schaffe ich noch alleine, auch das Gebiß reinige ich mir selber. Und aufs Klo..., das kann ich auch noch selber. So weit bin ich noch nicht.«

Diese oder ähnliche Befragungen müssen Pflegebedürftige über sich ergehen lassen, weil das neue Pflegeversicherungsgesetz es so verlangt. Ein Fragenkatalog muß beantwortet werden, detailliert müssen Alte, Behinderte, Kranke oder geistig Verwirrte vor fremden Leuten bloßstellen, in welcher Form sie hilfsbedürftig sind. Dabei geht es zum Teil um so intime Fragen, daß ich es als entwürdigend empfinde, die benötigte Hilfe vor fremden Menschen so detailliert beschreiben zu müssen.

Aus persönlichen Gesprächen weiß ich, daß die meisten Menschen sich schon beim Besuch des Medizinischen Dienstes schämen. Doch die Hilfsbedürftigkeit muß möglichst plausibel dargelegt werden, sonst gibt es kein Geld von der Pflegekasse.

Daß der Hausarzt, der seine Patienten oft schon jahrelang kennt, den Antrag nicht begründen darf, kritisieren die Wohlfahrtsverbände. Ich behaupte sogar, daß eine objektive Begutachtung des Medizinischen Dienstes kaum gewährleistet ist, weil er unter einem ganz erheblichen Zeitdruck steht.

Es kann also passieren, daß ein einfühlsamer Begutachter einen Pflegebedürftigen in eine Pflegestufe einordnet und ihm quittiert, daß er einen Pflegebedarf von eineinhalb Stunden am Tag hat, im Monat also 45 Stunden.

Wieviel Stunden Pflege die alte Frau, die keine Angehörige am Ort hat, aber tatsächlich in Anspruch nehmen kann, ist derzeit völlig offen. Die Frage ist nämlich, ob sie mit dem ihr zur Verfügung stehenden Pflegegeld den festgestellten Pflegebedarf überhaupt decken kann.

Frau K. stehen ab jetzt monatlich 750 DM zur Verfügung, mit denen sie sich Pflegeleistungen einer Sozialstation »kaufen« kann. Die Gebührenverhandlungen werden für sie entscheidend sein. Sollte eine Stunde 30 DM kosten, dann sind 25 Stunden Pflege abgedeckt. Sollte ein Stundensatz 50 DM betragen, kann sie sich nur noch 15 Stunden Pflege leisten. Die Not ist sozusagen vorprogrammiert: Weil Frau K. laut Medizinischem Dienst sogar 45 Stunden Hilfe im Monat benötigt, muß sie zur Finanzierung der restlichen Stunden in die eigene Tasche greifen - oder doch den Weg zum Sozialamt antreten.

Krankheiten oder Behinderungen sind:

1. Verlust, Lähmungen oder andere Funktionsstörungen am Stütz- oder Bewegungsapparat,

2. Funktionsstörungen der inneren Organe oder der Sinnesorgane,

3. Störungen des Zentralnervensystems wie Antriebs-, Gedächtnis oder Orientierungsstörungen sowie endogene Psychosen, Neurosen oder geistige Behinderungen.

Pflegegeld und Sachleistungen

Je nach Schweregrad der Pflegebedürftigkeit (I, II oder III) werden als **Sachleistung** Pflegeeinsätze durch ambulante Pflegedienste bis zum Wert von 750,-, 1.800,- oder 2.800,- DM im Monat erbracht, wobei in besonderen Härtefällen die Sachleistungen bis zu 3.750,- DM monatlich betragen können.

Anstelle der Sachleistung kann ein **Pflegegeld**, das in der Höhe nach dem Schweregrad der Pflegebedürftigkeit gestaffelt ist, beansprucht werden. Der Anspruch setzt voraus, daß der Pflegebedürftige mit dem Pflegegeld die erforderliche Grundpflege und hauswirtschaftliche Versorgung durch eine Pflegeperson in geeigneter Weise selbst sicherstellt. Das Pflegegeld beträgt je nach Pflegestufe 400,- 800,- oder 1.300,- DM monatlich.

Wird die Sachleistung nicht in voller Höhe in Anspruch genommen, kann gleichzeitig ein entsprechend gemindertes Pflegegeld beansprucht werden. Das Wahlrecht zwischen Sach- und Geldleistung sowie die Kombination von Sach- und Geldleistung ermöglichen dem Pflegebedürftigen eine seinen individuellen Bedürfnissen entsprechende Gestaltung der Hilfen.

Die in der gesetzlichen Krankenversicherung Versicherten, die bei Inkrafttreten der Bestimmungen über die ambulanten Pflegeleistungen die gesetzlichen Krankenversicherungs-Leistungen bei Schwerpflegebedürftigkeit beziehen, werden ohne besonderen Antrag in die Pflegestufe II eingeordnet und erhalten die entsprechenden Pflegeversicherungsleistungen, z.B. als Sachleistungen Pflegesätze bis zu einem Gesamtwert von 1.800,- DM im Monat oder ein Pflegegeld von 800,- DM. Liegt bei ihnen Schwerstpflegebedürftigkeit vor, werden sie auf Antrag der Pflegestufe III zugeordnet mit Pflegeeinsätzen im Gesamtwert von bis zu 2.800,- DM im Monat als Sachleistung oder einem Pflegegeld von 1.300,- DM.

Die Pflegekassen finanzieren **Sach- und Geldleistungen.**

Sachleistungen sind Pflegeeinsätze durch professionelle Pflegekräfte.

Geldleistung wird als Pflegegeld für pflegende Angehörige, Freunde oder Nachbarn bezahlt, wenn diese die nötige Grundpflege und die hauswirtschaftliche Versorgung übernehmen. Wenn die Hilfe von Angehörigen oder Nachbarn durch professionelle Pflegekräfte ergänzt werden muß, ist auch eine Kombination von Pflegegeld und Sachleistungen möglich.

Pflegehilfsmittel

Die häusliche Pflege wird wirkungsvoll unterstützt durch **Pflegehilfsmittel**, das sind zum Beispiel geeignete Betten und Badewannen-Lifter, und durch Leistungen zur Wohnungsanpassung.

Bei Hilfsmitteln ist zu unterscheiden zwischen:

• Hilfsmitteln, die von Ärzten zu Lasten der Krankenversicherung verordnet werden. Hierzu gehören z.B. Gehhilfen (Krücken), Rollstühle oder Prothesen. Die richtige Anpassung erfordert häufig die Hilfe eines medizinischen Assistenzberufes, z.B. die des Orthopädiemechanikers.

• Den Pflegehilfsmitteln, die von Pflegefachkräften nach Bewilligung durch die Pflegekasse eingesetzt werden und durch die Pflegeversicherung finanziert werden.

Es sind zwei Arten von Pflegehilfsmitteln zu unterscheiden:
- zum Verbrauch bestimmte Pflegehilfsmittel, hierzu gehören z.B. Einmalhandschuhe oder Desinfektionsmittel. Die Aufwendungen hierfür dürfen 60,- DM pro Monat nicht übersteigen.
- Technische Pflegehilfsmittel, hierzu gehören z.B. Pflegebetten, Lifter oder Lagerungshilfen. Diese Hilfen sollen vorrangig leihweise zur Verfügung gestellt werden.

Die häusliche Pflege umfaßt:
- Körperpflege

das Zubereiten und die Aufnahme von Nahrung
- Hilfen bei der Mobilität, beim Aufstehen und Betten, An- und Ausziehen, Gehen und Stehen;
- hauswirtschaftlicheVersorgung

Die häusliche Pflege wird ergänzt durch das Angebot teilstationärer Dienstleistungen in Einrichtungen der Tages-, Nacht- und Kurzzeitpflege.

Tagespflege

In Einrichtungen zur **Tagespflege** werden pflegebedürftige Menschen in der Regel tagsüber an den Wochentagen versorgt. Tagespflegeeinrichtungen gibt es nur wenige; oft sind sie psychatrischen Kliniken oder Altenheimen angeschlossen. Sie sind gedacht für ältere pflegebedürftige Menschen, die in ihrer häuslichen Umgebung nicht mehr ausreichend betreut oder gepflegt werden können, für die ein Krankenhaus- oder Heimaufenthalt jedoch eine Überversorgung darstellen würde.

Es kann sich dabei um somatisch erkrankte Menschen handeln,
- die nach Krankenhausbehandlung weiterer Rehabilitation bedürfen,
- deren Krankenhausaufenthalt durch das Angebot der Tagespflege verkürzt werden kann,

- deren Gesundheitszustand nach einer Heilbehandlung stabilisiert werden soll,
- deren häusliche Pflege durch aktivierende und rehabilitierende Versorgung durch die Tagespflege ergänzt und verbessert werden kann.

Ferner um:
- Psychisch veränderte ältere Menschen, die zu Hause ständig eine Betreuungsperson an sich binden würden.
- Ältere alleinstehende Menschen, die durch den Aufenthalt in der Einrichtung vor Einsamkeit und Isolation weitgehend bewahrt werden können.

Am Wochenende und zu übrigen Tageszeiten muß die Versorgung in der eigenen Häuslichkeit sichergestellt sein. Pflegende Angehörige sollen durch eine solche Einrichtung entlastet werden. Tagespflege versteht sich als Bindeglied zwischen der ambulanten Betreuung und der stationären Pflege und dient der:
- Erhaltung oder Wiederherstellung der Selbständigkeit bei der Verrichtung des täglichen Lebens,
- der Wiederherstellung des Selbstwertgefühls,
- der Förderung der Selbsthilfebereitschaft.

Für die Aufnahme in die Tagespflegeeinrichtung gibt es Aufnahmebedingungen. In der Regel sollte das 60. Lebensjahr vollendet sein. Außerdem muß eine ärztliche Bescheinigung über die Notwendigkeit der Betreuung und Pflege in einer teilstationären Einrichtung vorliegen. Die Besucher müssen sich mindestens an drei Tagen in der Woche verpflichten, die Tagespflege in Anspruch zu nehmen. Sie müssen transportfähig sein und ihre Gesundheit sollte es ihnen erlauben, an den Angeboten der Einrichtung teilzunehmen. Betreuung und Pflege müssen auch außerhalb der Öffnungszeiten gewährleistet und die Kostenübernahme muß sichergestellt sein.

Mit den Besuchern wird ein Betreuungsvertrag abgeschlossen.

Die Pflegemaßnahmen richten sich nach den individuellen Bedürfnissen der Besucher und werden nach dem Prinzip aktivierender und rehabilitierender Pflege durchgeführt.

Ein besonderes Gewicht erhält die Angehörigenarbeit in der Tagespflegeeinrichtung. Dazu werden regelmäßige Treffen der Mitarbeiter mit den Angehörigen organisiert.

In vielen Einrichtungen wird davon ausgegangen, daß die Angehörigen die Besucher in die Tagespflegeeinrichtungen bringen. Wenn das nicht möglich ist, besteht allerdings auch die Möglichkeit, einen Hol- und Bringdienst zu organisieren.

Die Kurzzeitpflege

In Fällen, in denen weder häusliche Pflege noch teilstationäre Pflege möglich ist, kann der Pflegebedürftige in eine Kurzzeitpflegeeinrichtung aufgenommen werden.

Leistungen der **Kurzzeitpflege** werden für längstens vier Wochen im Gesamtwert von bis zu 2.800,- DM im Kalenderjahr erbracht.

Die **Kurzzeitpflege** wird rund um die Uhr über einen Zeitraum von bis zu vier Wochen in Pflegeheimen finanziert. Die Einrichtung der Kurzzeitpflege gibt dem pflegenden Angehörigen die Möglichkeit, selbst einmal Urlaub zu machen bzw. zeitweilig von der Pflege entlastet zu sein. Eine im Auftrag des Kuratoriums Deutsche Altershilfe durchgeführte Untersuchung (Vgl. dazu Kuratorium Deutsche Altershilfe, Hilfe und Pflege im Alter, Köln 1994, S. 47f) hat weiterhin gezeigt, daß die Kurzzeitpflege in Anspruch genommen wird, weil

• die Hauptpflegeperson plötzlich durch Krankheit oder Unfall ausfällt,

• die Hauptpflegeperson sich einer Operation unterziehen oder zur Kur muß,

• durch die Kurzzeitpflege eine Krankenhauseinweisung der gepflegten Person vermieden werden soll,

- die Wohnung der pflegebedürftigen Person renoviert werden muß,
- alle pflegenden Angehörigen zu einer auswärtigen großen Familienfeier fahren wollen,
- die Zeit überbrückt werden muß, bis ein gewünschter Heimplatz frei wird,
- nach einem längeren Krankenhausaufenthalt eine Rückkehr in die eigene Häuslichkeit noch nicht möglich ist und eine Nachsorge geboten ist,
- in vereinzelten Fällen Kurzzeitpflegeeinrichtungen in der Funktion sogenannter Hospize Sterbebegleitung übernehmen.

Dazu **Informationen** einer Pflegekraft, die seit einigen Jahren in einem Kurzzeitpflegeheim arbeitet:

In unserem Haus haben wir zur Zeit 25 Patienten. Davon werden 20 Patienten von vier Pflegekräften morgens gewaschen. Mein Tag beginnt um 6.30 mit dem Wecken und der Pflege der Patienten. Die Patienten werden angezogen, soweit dies möglich ist, wir räumen die Zimmer auf, lüften, ziehen ggfs. die Betten ab.

Zum Frühstück bleiben manche Patienten in ihren Zimmern, andere werden in den Gemeinschaftsraum begleitet, in dem ein Frühstückbuffet (kalt und warm) aufgebaut ist. Die Patienten können sich selber bedienen. Wir haben die Erfahrung gemacht, daß die Patienten besser essen, seitdem sie die Mengen und das, was sie essen wollen, selbst bestimmen können. Einigen wird das Essen gereicht. (Den Begriff »füttern« zu verwenden ist uns von der Pflegeleitung untersagt, es heißt, daß Tiere gefüttert würden.) Die Gemeinschaft spielt für viele eine große Rolle und wirkt sich auf das Befinden der Patienten gut aus. Sie fühlen sich wohl.

Danach werden die Patienten zur Toilette geführt, anschließend in den Aufenthaltsraum, einige zur Massage, andere zu Einzelgesprächen zum Therapeuten, zum Friseur, zur Beschäftigungstherapie, wo durch Ballspiel die Bewegung mobilisiert wird, Angebote gemacht werden, die z.B. das Gedächtnis trainieren, oder es kann auch gemalt werden kann. Um 12.00 Uhr gibt es Mittagessen.

Viele Patienten, die zu uns kommen, warten entweder auf einen Heimplatz oder sie kommen aus dem Krankenhaus und müssen mobilisiert werden. Manche Patienten fühlen sich sofort wohl in unserem Hause, andere überhaupt nicht. Unsere Patienten sind überwiegend Frauen, und es gibt Einzel- und Doppelzimmer.

Wenn unser Haus nicht völlig belegt ist, wird Personal abgezogen, ist das Haus jedoch voll belegt und uns fehlt Personal, heißt es, daß der Stellenschlüssel voll belegt sei. Im Winter ist es in unserem Haus immer etwas ruhiger als im Sommer, wenn die Angehörigen in Urlaub fahren. Manche Patienten bleiben auch nur vier bis fünf Tage bei uns.

Adressen von Kurzzeitpflege-Einrichtungen erfährt man z.B. über Sozialämter, den Sozialen Dienst der Krankenhäuser, der Caritas, der Diakonie, des Roten Kreuzes, der Arbeiterwohlfahrt.

Pflegevertretung

Bei Urlaub oder sonstiger Verhinderung der Pflegeperson besteht ein Anspruch auf eine Pflegevertretung bis zu vier Wochen im Gesamtwert von bis zu 2.800.-DM pro Jahr.

Tages- und Nachtpflege

Läßt sich die häusliche Pflege nicht ausreichend sicherstellen, ist teilstationäre Pflege in Einrichtungen der Tages- und Nachtpflege möglich. Je nach Stufe der Pflegebedürftigkeit werden Aufwendungen im Wert von bis zu 750,-, 1.500,- und 2.100,- monatlich übernommen.

Ersatzpflegeleistung

Nach einjähriger Pflegedauer können die Pflegekassen auf

Antrag die sogenannte Urlaubspflege für maximal vier Wochen pro Jahr bewilligen. Dabei unterscheiden die Pflegekassen zwischen zwei Möglichkeiten:

a) Finanzierung einer Vertretungspflege bis zu maximal 2.800,- DM

b) Finanzierung einer Kurzzeitpflege bis zu maximal 2.800,- DM.

Soziale Sicherung für Pflegeperson

Wer für Pflegebedürftige die Betreuung übernimmt, wird künftig nicht nur stärker unterstützt, sondern auch sozial abgesichert.

Für Pflegepersonen wird ein Beitrag zur Rentenversicherung gezahlt. Die Höhe hängt vom Grad der Pflegebedürftigkeit ab und liegt zwischen 200 und 600 DM monatlich.

Außerdem sind Pflegepersonen unfallversichert.

Stationäre Pflege

Leistungen bei stationärer Pflege werden vom 1. Juli 1996 an erbracht.

Ist stationäre Pflege erforderlich, übernimmt die Pflegeversicherung die pflegebedingten Aufwendungen bis zu 2.800,- DM monatlich. Für Schwerstpflegebedürftige stehen zur Vermeidung von Härtefällen bis zu 3.300,- DM monatlich zur Verfügung. Die Kosten für Unterkunft und Verpflegung muß der Versicherte - wie bei der häuslichen Pflege - selbst tragen.

Mit der Übernahme der Pflegekosten in Heimen durch die Pflegekassen soll erreicht werden, daß die überwiegende Zahl der Pflegebedürftigen nicht mehr von Sozialhilfe abhängig ist.

Ambulante Pflegedienste,
identisch mit **häuslichen Pflegediensten**

In der Regel ist ein Pflegedienst ein Zusammenschluß von mehreren Alten- und Krankenpflegekräften. Manchmal werden auch SozialarbeiterInnen eingestellt. Sie bieten - inzwischen per Zeitungsanzeige - die ambulante, d.h. häusliche Krankenpflege an. Solche Pflegedienste gibt es - als Sozialstation - von den Kirchen, den freien Wohlfahrtsverbänden und von privaten Anbietern.

Sozialämter, Pfarrämter, Apotheker und Ärzte können Ihnen bei der Vermittlung eines Pflegedienstes behilflich sein.

Die Leistungen der Pflegedienste sind unterschiedlich. Deshalb ist es gut, sich vorher zu erkundigen, ob Wochenenddienst, Abend- und Nachtdienst geleistet werden, ob der Pflegedienst Haushaltshilfen oder Zivildienstleistende vermittelt und ob die Betreuung des Pflegebedürftigen kontinuierlich von einer Pflegekraft (außer in Urlaubs- oder Krankheitszeiten) übernommen wird.

Ganz gleich für welchen Pflegedienst Sie sich entscheiden, der Pflegebedürftige hat das Recht auf fach- und sachgerechte Pflege.

Sozialstationen

Sozialstationen zählen heute zu den bekanntesten Diensten im Bereich der ambulanten Altenhilfe. Sozialstationen bündeln eine Vielfalt verschiedener Dienstleistungen - ausgehend von einem Schwerpunkt in der pflegerischen Versorgung. Sozialstationen kennen meist die Angebote vor Ort, wissen, wer Essen auf Rädern anbietet, wo es Fahrdienste gibt, oder beraten im Sozialrecht. Bei Kosten- und Finanzierungsfragen können sie behilflich sein.

Sowohl in der Grund- als auch in der Behandlungspflege können Sie Leistungen beanspruchen ebenso wie im Bereich Hilfen im Haushalt.

Weitere mögliche Hilfen sind:

- Reise- und Kurvermittlung,
- Organisation und Vermittlung ehrenamtlicher Mitarbeit,
- Anleitung in häuslicher Krankenpflege,
- Initiierung bzw. Vermittlung von Selbsthilfegruppen für pflegende Angehörige,
- Hilfsmittelverleih.

Häufig werden Sozialstationen durch weitere ambulante eigenständige Dienste ergänzt, wie z.B. Malteser-Hilfsdienst, Johanniter-Unfallhilfe, die sich auf einen Mahlzeitendienst und einen Behindertenfahrdienst spezialisiert haben.

Was bedeutet Grundpflege?

- Hilfe beim Waschen, Duschen, Baden und Anziehen
- Hilfe bei der Intim-Hygiene
- Betten und Lagern
- Pflege bzw. Hilfe bei Pflege und Reinigung von Zahnprothesen/Fuß- und Nagelpflege/Mundhygiene/Haut- und Haarpflege
- Zubereiten von Mahlzeiten/Hilfe beim Essen
- Hilfe beim Aufstehen und Laufen
- Vorbeugen gegen das Wundliegen (Dekubitusprophylaxe)
- Vorbeugen gegen Lungenerkrankungen durch Mobilisation und Abklopfen (Pneumonieprophylaxe)
- Vorbeugen gegen Durchblutungsstörungen durch Mobilisation, Massage-, Bewegungs- und Spannungsübungen (Thromboseprophylaxe)
- Beobachtung des Gesundheits- und Allgemeinzustandes
- Anlegen von Korsett oder Prothese

Die Grundpflege kann in zwei Fällen vom Arzt bis zu vier Wochen verordnet werden:

- Zur Vermeidung eines Krankenhausaufenthaltes
- Zur Verkürzung eines Krankenhausaufenthaltes

Behandlungspflege

Die Behandlungspflege ist eine ärztlich verordnete Maßnahme, die der Sicherung der ärztlichen Behandlung dient und weiterhin eine Leistung der Krankenkassen bleibt.

Beispiele einer Behandlungspflege sind z.B.:

- Aufziehen und/oder Verabreichen von Insulinspritzen
- Injektionen anderer Medikamente
- Verbandwechsel
- Blasenkatheter legen oder wechseln
- Einlauf bereiten
- Einreibung oder Wickel
- Kompressionsverband
- Blutzucker-, Blutdruck-, Pulskontrolle
- Versorgung von Druckgeschwüren
- Verabreichen von Augentropfen

Behandlungspflege wird ärztlicherseits an ambulante Pflegekräfte delegiert; die Kosten tragen die gesetzlichen Krankenkassen.

Hilfe zur Pflege

Hilfe zur Pflege auf der Grundlage des Bundessozialhilfegesetzes wird nur dann gewährt, wenn alle anderen Möglichkeiten erschöpft sind und der Antragsteller die benötigten Leistungen nicht selbst finanzieren kann. Hilfe zur Pflege kann unabhängig von bezogenen Kassenleistungen beim Sozialamt beantragt werden. Allerdings ist es möglich, daß das Sozialamt, wenn es die finanzielle Hilfe zur Pflege gewährt, bei den Krankenkassen 50% der dort bezogenen Leistung einbehält. Die Höhe der finanziellen Hilfe zur Pflege ist nach Stufen der Pflegebedürftigkeit gestaffelt.

Sozialamt

Die am leichtesten erreichbare Adresse für alte Menschen ist das Sozialamt. Das Sozialamt ist zuständig für die »Altenhilfe«. Nach dem Bundessozialhilfegesetz hat es den gesetzlichen Auftrag »dazu beizutragen, Schwierigkeiten, die durch das Alter entstehen, zu verhüten, zu überwinden oder zu mindern und älteren Menschen die Möglichkeit zu erhalten, am Leben in der Gemeinschaft teilzunehmen.«

Viele Menschen scheuen den Weg zum Sozialamt, weil sie davon ausgehen, daß das Sozialamt nur für finanzielle Notlagen da ist. Die »Sozialhilfe« ist nur eine von vielen Hilfen des Amtes.

Von der Größe einer Stadt oder einer Gemeinde hängt es im allgemeinen ab, welche Angebote und Hilfen das Sozialamt anbietet.

Dabei kann es um sehr unterschiedliche Dinge gehen, wie z.B.:

- Vermittlung mobiler sozialer Dienste
- Beratung in Fragen einer Heimübersiedlung - auch finanzielle Beratung
- Vermittlung eines Heimplatzes
- Beschaffung und Erhaltung einer altersgerechten Wohnung
- Angebote zur Freizeitgestaltung
- als »Hilfe zum Lebensunterhalt«, wenn das Einkommen nicht ausreicht und keine Sparguthaben vorhanden sind
- als »einmalige Beihilfe«, z.B. für Kleidung, Mobiliar oder Heizkosten, Haushaltsgegenstände, wenn das eigene Einkommen nicht ausreicht oder nur knapp über der Einkommensgrenze für die »Hilfe zum Lebensunterhalt« liegt.
- sowie verschiedene Leistungen bei der häuslichen Pflege von erheblich oder außergewöhnlich pflegebedürftigen Menschen (Pflegegeld, Erstattung der Beiträge für eine angemessene Alterssicherung der Pflegeperson oder Pflegekraft).

Wohlfahrtsverbände
Die Wohlfahrtsverbände gehören mit zu den wichtigsten

Anlaufstellen für ratsuchende ältere Menschen und ihre Angehörigen. Mit ihren Diensten und ihren Einrichtungen sind sie eigentlich überall zu finden. Man muß kein Mitglied sein, um die Hilfe in Anspruch zu nehmen, und auch die Konfession spielt keine Rolle. Das Diakonische Werk der Evangelischen Kirche hilft Katholiken ebenso wie umgekehrt der katholische Caritasverband Protestanten, und beide helfen natürlich auch Angehörigen anderer Religionen oder Konfessionslosen.

Die freie Wohlfahrtspflege in der Bundesrepublik ist in sechs Wohlfahrtsverbänden organisiert:

1. Die Arbeiterwohlfahrt (AWO)
2. Das Deutsche Rote Kreuz (DRK)
3. Der Deutsche Caritasverband (Caritas)
4. Das Diakonische Werk (Diakonie)
5. Der Deutsche Paritätische Wohlfahrtsverband (Parität)
6. Die Zentralwohlfahrtsstelle der Juden in Deutschland (ZWST).

Mahlzeitendienste

Mittagessen werden von den Verbänden der freien Wohlfahrtspflege und den Kirchen z.B. in Tagesstätten, Altenheimen und Betreuungszentren angeboten. Zusätzlich gibt es den Fahrtendienst »Essen auf Rädern«, der jeden Vormittag ein Essen, meist nach Wahl, ins Haus bringt. Oft gibt es auch einen Wochenvorrat an Tiefkühlkost. Zunehmend gibt es auch private Anbieter, die die Mittagsmahlzeit täglich ins Haus bringen (Menü-Service), oder auch den »stationären Mittagstisch«, der häufig in Tages- und Begegnungsstätten oder Heimen eingerichtet ist.

Zivildienstleistende

Kirchengemeinde, Sozialstationen, Wohlfahrtsverbände und Kliniken, die soziale Nachsorge betreiben, bieten die Möglichkeit, einen Zivildienstleistenden zu vermitteln. Dieser kommt nach Notwendigkeit und Absprache zu dem Pflegebedürftigen nach Hause. Zivildienstleistende (Zivis genannt) erledigen Hausarbeiten, gehen mit Pflegebedürftigen spazieren und helfen bei Pflegeverrichtungen und Einkäufen. Die Zivildienstleistenden bekommen hierfür ein geringes Entgeld. Krankenpflege dürfen sie nicht ausüben.

Mobiler Sozialer Dienst (MSD)

Eine Gruppe von Zivildienstleistenden kann den sogenannten Mobilen Sozialen Dienst bilden, der aber immer einer sozialen Institution angeschlossen ist. Von dieser wird er geleitet und kontrolliert. Der MSD übernimmt die schon beschriebenen Hilfsdienste der Zivildienstleistenden, legt aber den Schwerpunkt seiner Leistungen auf Hilfen zum Verlassen des Hauses und außerhalb des Hauses.

Behindertenausweis/Behindertenfahrtendienst

Wenn ein Pflegebedürftiger so beeinträchtigt ist, daß er in vielen Belangen des Alltags Unterstützung und Betreuung benötigt, ist es ratsam, beim zuständigen Versorgungsamt die Anerkennung als Schwerbehinderter zu beantragen. Diese Anerkennung bietet nicht nur steuerliche Vergünstigungen, z.B. bei der KFZ-Steuer, sondern auch finanzielle Vergünstigungen für öffentliche Verkehrsmittel, Telefon- , Radio- und Fernsehgebühren.

Intensive Schwerbehindertenbetreuung

Familien, die mehrfach oder schwerst geistig behinderte Angehörige zu Hause betreuen, zum Beispiel Menschen mit Querschnittslähmungen oder an Multipler-Sklerose-Erkrankte, sind auf Hilfen im Haus und sonstige Unterstützung angewiesen. Auch in der Schwerbehindertenbetreuung werden - abgesehen von den ambulanten Fachpflegekräften - Zivildienstleistende eingesetzt. Günstig ist es, sich der großen Nachfrage wegen rechtzeitig um Hilfestellung bei den Wohlfahrtsverbänden zu erkundigen. Die Zivildienstleistenden helfen beim Duschen, beim An- und Auskleiden, sie betreuen schwerstbehinderte Menschen oft stundenweise.

Erholungsaufenthalte

werden von den Kirchen und den Wohlfahrtsverbänden für Menschen mit körperlichen, seelischen und geistigen Beeinträchtigungen angeboten.

Hausnotrufdienst

Private Anbieter und verschiedene Wohlfahrtsorganisationen bieten den sogenannten Hausnotruf an. Dieser ist besonders für Menschen geeignet, die alt und/oder behindert sind, alleine leben und wenig Kontakt nach »draußen« haben. In Form eines Kugelschreibers z.B. wird der Hausnotruf immer um den Hals oder am Gürtel oder in der Kitteltasche getragen. So kann verhindert werden, daß ein hilfebedürftiger Mensch bei einem Schwächeanfall z.B. einfach liegenbleibt, weil er das Telefon nicht erreichen kann. Voraussetzung für ein solches Gerät sind ein Telefonanschluß mit einem Anschlußstecker, ein Zusatzgerät und das Kästchen, der sogenannte »Funkfinger«. Wenn er bedient wird, entsteht ein Kontakt mit der rund um die Uhr besetzten Zentrale. Die Mietgebühren betragen ca. 50 DM im Monat, ggfs. kann auch bei einem geringen Einkommen ein Antrag auf Hilfe durch das Sozialamt gestellt werden.

Telefonketten

Ältere Menschen, die sich zu einer Gruppe zusammenschließen und z.B. jeden Morgen zu einer bestimmten Zeit in einer bestimmten Reihenfolge anrufen, können eine Telefonkette bilden. Dadurch können sie vermeiden, daß jemand über 24

Stunden hilflos in der Wohnung liegt, ohne daß die Nachbarschaft etwas bemerkt. Gerade in Altentagesstätten, Frauenhilfen der Kirchengemeinden und Altenclubs haben sich diese Telefonketten bewährt. Manche entstanden auf Anregung der Wohlfahrtsverbände.

Gesprächsgruppen für pflegende Angehörige und für Angehörige psychisch Pflegebedürftiger

Träger der freien Wohlfahrtsverbände und Selbsthilfeverbände bieten Gesprächsgruppen an, die den Angehörigen helfen, ihren schwierigen und belastenden Pflegealltag besser zu bewältigen. Sie stehen in der Regel unter einer sozialarbeiterischen oder psychologischen Leitung.

Betreutes Wohnen

Unabhängigkeit und Privatheit - mit dem Vorteil in einem sehr gut ausgestatteten Heim zu leben, das sind Schwerpunkte des betreuten Wohnens. Dazu ein vollständiges Angebot im Bereich der Versorgung, der Betreuung und der Pflegeleistungen. Außerdem gibt es Hilfe bei handwerklichen oder technischen Schwierigkeiten.

Betreutes Wohnen gibt es z.B. in eingestreuten Altenwohnungen des (sozialen) Wohnungsbaus, Altenwohnanlagen oder auch in Mehrgenerationen-Wohnanlagen.

Zur Zeit gibt es noch sehr unterschiedliche Angebote. Manche Häuser bieten neben abgeschlossenen Altenwohnungen auch Gemeinschaftsräume, Etagenküchen und auch pflegerische Einrichtungen an. Begegnungszentren gibt es genauso wie den offenen Mittagstisch, zu dem Gäste von außerhalb mit den Bewohnern zusammentreffen können.

Auskünfte hierüber erteilen das Wohnungsamt, das Sozialamt oder auch die Wohlfahrtsverbände.

Rehabilitation

Im Gesetz heißt es: Rehabilitation vor Pflege. Und in der Broschüre über die Pflegeversicherung des Bundesministeriums für Arbeit und Sozialordnung ist nachzulesen: »Im Rahmen der Prüfung der Pflegebedürftigkeit hat der Medizinische Dienst auch Feststellungen darüber zu treffen, ob und in welchem Umfang Maßnahmen zur Beseitigung, Minderung oder Verhütung einer Verschlimmerung der Pflegebedürftigkeit einschließlich der medizinischen Rehabilitation geeignet, notwendig und zumutbar sind; insoweit haben Versicherte einen Anspruch gegen ihre Krankenkasse (nicht gegen die Pflegekasse) auf Leistungen zur ambulanten medizinischen Rehabilitation. Dieser Rechtsanspruch gilt allerdings nicht für Kuren; insoweit bleibt es bei der Ermessensleistung.« (Vgl. Broschüre a.a.O., S.11)

Rehabilitierende Pflege oder: Hilfe zur Selbsthilfe

Im Berufsleben steht Rehabilitation unter dem Gesichtspunkt der Rückkehr in die Erwerbstätigkeit nach einer Krankheit. Rehabilitation alter Menschen nach einer Krankheit ist dabei meist nicht im Blick.

Bei der Rehabilitation geht es immer um die Erhaltung der Lebensqualität und um die Wiedererlangung der Selbständigkeit durch entsprechende pflegerische, medizinische und therapeutische Maßnahmen. Dabei soll ein möglichst hohes Maß an körperlicher, geistiger und sozialer Selbstständigkeit wiedererlangt werden.

Als unsere Tante nach einem Oberschenkelhalsbruch das Gehen neu erlernen mußte, bereitete eine Krankengymnastin sie im Krankenhaus auf ihre Entlassung durch entsprechendes Gehtraining vor. Die meisten alten Menschen gehen in einem solchen Fall unmittelbar in eine Reha-Klinik, in der sie auf ihre häusliche Situation durch Krankengymnasten oder Ergotherapeuten mit Hilfe unterschiedlicher Übungen vorbereitet werden.

Dabei geht es um Verminderung der Abhängigkeit, um Steigerung der Kontaktfähigkeit, um Abbau von Depression und Vereinsamung, um Entlastung für den Pflegebedürftigen und den Pflegenden. Kurz - es geht nicht um eine krankheitszentrierte, sondern um eine menschenzentrierte Pflegeeinstellung.

Alte Menschen, die z.B. nach einem Schlaganfall Sprachstörungen bekommen haben, lernen durch eine aktivierend therapeutische Pflege und Behandlung, wieder deutlich besser zu sprechen. Natürlich bedeutet das Anstrengung und Überwindung, und ich weiß aus meiner eigenen Pflegesituation, daß es oft einfacher ist, den Pflegebedürftigen dem Fernseher zu überlassen als mit ihm einen kleinen Spaziergang zu machen, um seine Gehfähigkeit möglichst lange zu erhalten.

Ich erlebe selber, wie schwierig die Gehversuche »draußen« sind, wenn ich eine ganze Weile mit unserer Tante nicht mehr gelaufen bin. Und ich denke, daß an dem Satz : wer rastet, der rostet, etwas dran ist. Was nutzt es, wenn ich plötzlich feststelle, daß sie z.B. die Treppe nicht mehr ohne Hilfe hochkommt? Für mich als Pflegende bedeutet das allerdings: Aktives Mithelfen, den passiven Patienten zu motivieren, daß er seinen Möglichkeiten entsprechend mitarbeitet.

Nach einer Oberarm-Fraktur und anschließender Krankengymnastik haben wir mit unserer pflegebedürftigen Tante auf eigene Weise gearbeitet. Bewegungsübungen des Armes, Greifbewegungen, Kreisbewegungen - diese Übungen ergaben sich selbstverständlich aus vielen Kleinigkeiten, die im Haushalt getan werden mußten und zu denen ich sie anhielt, weil ich »meinen Alltag ohne deine Hilfe nicht schaffe«. Kartoffelschälen, Geschirr aus der Maschine nehmen, Abtrocknen, den Tisch abwischen, Geschirr in den Schrank einräumen, Staub wischen, das Toilettenbecken säubern oder die Toilette selber, den Hund bürsten, die Post aus dem Kasten nehmen und an einem bestimmten Ort deponieren, Blumen gießen und eine Kanne mit Wasser füllen, sich selber Creme ins Gesicht tun und nicht darauf warten, daß die Pflegekraft das schon bei der Grundpflege erledigt (was diese im übrigen gern hat, weil es einfach schneller geht und die professionelle Pflegerin über aktivierende Pflege nicht ausreichend informiert ist).

Die positive Erfahrung, das Erfolgserlebnis, das der Pflegebedürftige dabei macht, steigert sein Selbstwertgefühl.

Rehabilitierende Pflege in häuslicher Umgebung bedeutet dann: höchstmögliche Unterstützung durch Fachpersonal, Zusammenarbeit mit allen Beteiligten, Pflegekräften der ambulanten Pflege ebenso wie mit Ergotherapeutin und Arzt. Nur durch eine entsprechende teamorientierte Zusammenarbeit kann u.U. ein Umzug in ein Alten- und Pflegeheim vermieden oder zumindest so lange wie möglich hinausgezögert werden. Ob sich eine solche Teamarbeit praktizieren läßt, hängt m.E. aber auch von einer ausreichenden Qualitätssicherung mit entsprechender Bezahlung des Personals ab. Gleichzeitig muß auch der »Ganzheitsgedanke« gefördert werden, bei dem es nicht nur um die Grund- und Behandlungspflege alter Menschen geht, sondern gleichzeitig auch um aktivierende, reaktivierende und schließlich rehabilitierende Maßnahmen. Alte Menschen brauchen Mut, damit sie ihre Autonomie wiedergewinnen und in das alltägliche Leben zurückkehren können.

Fortbildung für Frauen und Männer, die professionell in der Altenarbeit und in der Pflege tätig sind, muß in größerem Umfang angeboten und wahrgenommen werden. Die ambulanten Dienste müssen Mitarbeiterinnen und Mitarbeitern die Möglichkeit geben, sich zur Fachschwester oder zum Fachpfleger in der Rehabilitation weiterzubilden. Umgekehrt kämen die Erfahrungen der ambulanten Pflegekräfte den Weiterbildungskursen zugute. Damit wären die ambulanten Dienste in der Lage, hochwertige Pflege anzubieten und die Pflegekräfte erlebten damit eine Aufwertung ihres Berufs. Natürlich werden damit zugleich Kostenfragen angesprochen. Bei den Krankenkassen muß sich das Bewußtsein entwickeln, daß vorbeugende Maßnahmen letztlich billiger sein werden als teure Rehabilitation.

Leider werden viele alte Menschen nach einer Rehabilitation doch in ein Pflegeheim entlassen, weil weder der ambulante Pflegedienst noch eine Sozialstation die weitere Betreuung im entsprechenden Umfang in häuslicher Umgebung leisten können. Das heißt, daß kostenintensive Reha-Maßnahmen dann langfristig wenig Erfolg versprechen, wenn nicht die Basisversorgung, also die tägliche häusliche Betreuung qualitativ und flächendeckend ausgebaut wird.

Wenn alte Menschen aus der Reha-Einrichtung entlassen werden und den Sinn, nämlich die Verbindung der therapeutischen Übungen mit ihrem Alltag nicht verstehen, sondern sie passiv über sich ergehen lassen, dann kann es zu der Äußerung kommen, die eine Praktikerin in der Altenhilfe einmal so formulierte: »Nicht Reha vor Pflege, sondern Reha durch Pflege muß von uns praktisch umgesetzt werden.« (Elisabeth Kronseder, in: Forum Sozialstation, Nr. 66/Februar 1994)

Das zentrale Interesse in der rehabilitierenden Pflege ist die Person als einheitliches Ganzes - sowohl die Person des zu Pflegenden als auch des Pflegenden. Zur ganzheitlichen Pflege gehört der Patient mit seiner Biographie, seinen Bedürfnissen und seinem Beziehungsnetz. Er besteht eben nicht nur aus Muskeln, Knochen, Nerven und Organen, sondern ist ein Mensch mit Körper, Geist und Seele, mit einem psychischen Leben und sozialen Bedürfnissen. Der Mensch ist also mehr als die Summe seiner einzelnen Teile. Und es ist eben nicht nur seine Atmung, die betroffen ist, sondern der ganze atmende Mensch. Es geht nicht nur um die Krankheit oder die Verletzung, sondern es geht um Störungen, die die gesamte Befindlichkeit des Menschen beeinflussen.

Liebevoll pflegen ist eine Einstellungssache, die jeden Menschen, der damit zu tun hat, voll und ganz fordert. Dienstleistungen können bezahlt werden, eine liebevolle Pflege ist unbezahlbar.

Forschungsprojekt »Befragung zur häuslichen Pflege«

Im Oktober 1994 hat die Universität in Erlangen einen Fragebogen herausgegeben, auf den ich hinweisen möchte. Es geht dabei um die Aufgaben und Probleme innerhalb der Pflegesituation. Die Fragen richten sich an die Hauptpflegeperson, d. h. an die- bzw. denjenigen, die oder der hauptsächlich die Betreuung eines/r Pflegebedürftigen zu Hause durchführt.

Für mich selber war der Fragebogen sehr hilfreich, weil mir bereits beim Durchlesen der Fragen meine persönliche Situation und meine körperliche Befindlichkeit bewußt wurden.

Informationen dazu erhalten Sie bei der:
Abteilung für Medizinische Psychologie und Psychopathometrie der Universität Erlangen-Nürnberg
Kopfklinikum
Dr. med. Elmar Gräßel und Marlene Leutbecher
Schwabachanlage 6 und 10
91054 Erlangen

Einige kritische Schlußbemerkungen

Viele Frauen werden in der Pflege weiterhin allein bleiben und auf professionelle Hilfe verzichten. Das hat unterschiedliche Gründe, die ich zum Teil schon angesprochen habe. Bei vielen Pflegebedürftigen spielt auch Schamgefühl eine Rolle, sich nicht von einem fremden Menschen beispielsweise waschen zu lassen.

Von der Allgemeinen Ortskrankenkasse erhielt ich die Auskunft, daß 20% der Pflegebedürftigen die Sachleistung in Anspruch nähmen, 80% die Geldleistung. Schon jetzt ist damit m.E. vorprogrammiert, was an Schwierigkeiten auf viele Familien zukommen wird.

Pflege kann nicht Privatangelegenheit bedeuten, sondern ist eine gesellschaftliche Aufgabe. »'Bei der professionellen Unterstützung herrsche,' so Diego Fessmann vom Gerontolopsychiatrischen Dienst in München, ein 'erbärmlicher Notstand'. Von den 1,65 Millionen Pflegebedürftigen in der Bundesrepublik leben 1,2 Millionen zu Hause. Rund 90% der Pflege leisten Angehörige. Würden alle Kranken von Fachkräften betreut, stünde nach einer Studie des Kuratoriums Deutsche Altenhilfe gerade mal eine Minute pro Person und Tag zur Verfügung. Plätze in Pflegeheimen oder Tagesbetreuungstätten sind Mangelware. Ein Drittel der Angehörigen verbringt mehr als sechs Stunden täglich beim Hilfebedürftigen. Oft über Jahre. Die durchschnittliche Pflegedauer eines Demenz-Patienten zieht sich über acht Jahre hin.« (Aus: Focus 1/95, S. 50ff)

Die Hauptlast tragen wir Frauen. Wenn man bedenkt, daß 45% aller Frauen zwischen 55 und 70 Jahren ihre Eltern im Haus haben, dann kann man sich leicht vorstellen, daß beim

148

Stichwort »Gewalt gegen Alte« die »Gewaltanwender« vor allem unter Frauen zu finden sind. Laut amerikanischen Untersuchungen sind die Täter überwiegend weiblich, mittleren Alters, verantwortlich für die Versorgung anderer Abhängiger und mit einem geringen Selbstwertgefühl ausgestattet.

Zum Schluß bleiben Fragen: Schafft die Pflegeversicherung mehr Probleme als sie löst? Welche Rolle spielt in diesem Zusammenhang die Tatsache, daß der Etat für die Gesundheitspolitik um 519 Mill. Mark gesenkt wurde? Werden damit nicht die Kosten auf die Bevölkerung verlagert? Werden Gesundheit und Krankheit ein persönliches Problem und wird nicht vor allem an unser weibliches Gewissen appelliert, an die neue Kultur des Helfens und Pflegens?

Im Bundesarbeitsministerium geht man davon aus, daß sich wegen der geringen Inanspruchnahme der ambulanten Dienste am Jahresende 1995 etwa fünf Milliarden Mark an Beitragsüberschüssen in den Pflegekassen angehäuft haben: »Bis zum 30. April 1995 sind bei den Krankenkassen 1,14 Millionen Pflegeanträge eingegangen. Von den Anträgen waren zu diesem Zeitpunkt gerade 46,1 Prozent bearbeitet, weniger als die Hälfte. Jeder vierte Fall (26,6 Prozent) wurde als 'Nicht pflegebedürftig' abgelehnt; die Antragsteller sind auf ihre Ersparnisse oder das Sozialamt angewiesen, obwohl sie seit Januar Pflegebeiträge zahlen. Jeder dritte Antrag (31,6 Prozent) wurde in die unterste Stufe, jeder vierte (28,6 Prozent) in die mittlere und jeder achte (13,2 Prozent) in die oberste Pflegestufe eingruppiert.

Erfreulich für die Pflegekassen: Genau 80 Prozent der Antragsteller (nur AOK) wollen sich von Familienangehörigen oder Bekannten versorgen lassen; statt Sachleistungen zwischen 750 und 2800 DM fallen höchstens 1300 Mark Pflegegeld monatlich an. Nur zwölf Prozent beanspruchen ambulante Pflegedienste, und acht Prozent wollen beides kombinieren.« (Aus: METALL, Monatsmagazin der IG-Metall, Nr. 6/95, S.5)

Noch ein Gedanke zum Schluß:

Natürlich wünschen sich die meisten Menschen, ihren Lebensabend in ihrem gewohnten Zuhause verbringen zu können und dort zu sterben. Ich selber teile diesen Wunsch. Allerdings möchte ich dann die Sicherheit haben, daß Pflegende jede professionelle Unterstützung bekommen, die sie brauchen, die sie entlastet, die ihnen - kostendeckend - Freiraum und Unabhängigkeit schafft. Krankheit und Sterben könnten so wieder integraler Bestandteil unseres Lebens werden.

Die Bedingungen und Voraussetzungen zur häuslichen Pflege bei uns persönlich sind gut. Doch ich weiß, daß unsere Wohnsituation mit vielen Haushalten nicht zu vergleichen ist. Deshalb plädiere ich nicht in jedem Fall für die häusliche Pflege. Ich wünschte mir viel mehr solcher Einrichtungen wie Betreutes Wohnen.

Ich wäre Ihnen dankbar, wenn Sie mir etwas mitteilten über Ihre Erfahrungen in der häuslichen Pflege, damit ich dies bei Vorträgen und in Gesprächskreisen pflegender Angehöriger mit einbringen kann.

Monika Höhn
Börnhausen 2
51674 Wiehl
Tel. 02262/1361
Fax 02262/68432

Adressen

- AIDS-Telefonberatung der Bundeszentrale für gesundheitliche Aufklärung, Ostmerheimer Str. 200, 51109 Köln, Tel. 0221/892031
- Arbeiterwohlfahrt-Bundesverband e.V., Oppelner Str. 130, 53119 Bonn, Tel. 0228/66850
- Arbeitsgruppe »Zu Hause sterben«, Ev. Fachhochschule Hannover, Prof. Dr. Christoph Student, Blumhardtstr. 2, 30625 Hannover, Tel. 0511/5301123
- Arbeitskreis Gesundheit im Alter, Postfach 1250, 51582 Nümbrecht
- Bundesarbeitsgemeinschaft Hauskrankenpflege e.V., Berufsverband für freiberufliche Hauskrankenpflege, Schildhornstr. 20, 12163 Berlin, Tel. 030/7932025
- Bundesarbeitsgemeinschaft Hausnotrufdienste, Kaiserstr. 6, 60311 Frankfurt/Main, Tel. 069/2998070
- Bundesarbeitsgemeinschaft Hilfe für Behinderte e.V., Kirchfeldstr. 149, 40215 Düsseldorf
- Bundesselbsthilfeverband Schlaganfallbetroffener und gleichartig Behinderter (BSB), Altenessener Str. 392, 45326 Essen, Tel. 0201/3500-21,22
- Bundesverband Ambulante Dienste e.V. , BAD, Alternativen in der Alten- und Krankenpflege, Dickmannstr. 2-4, 45143 Essen, Tel. 0201/ 622070, Fax. 0201/644426
- Bundesverband der Unfallversicherungsträger der öffentlichen Hand e.V., BAGUV, Fockensteinstr. 1, 81539 München, Tel. 089/62272-130
- Bundesverband privater Alten- und Pflegeheime e.V., Meckenheimer Anlage 145, 53115 Bonn

- Deutsche AIDS-Hilfe e.V., Bundesverband, Nestorstr. 8-9, 10709 Berlin, Tel. 030/896906-0
- Deutsche Alzheimergesellschaft e.V., Mauerkircher Str. 21, 81679 München, Tel. 089/986623
- Deutsche Gesellschaft für Geriatrie e.V., Präsident Prof. Dr. C. Lucke, Walsroder Str. 121, 30853 Langenhagen, Tel. 0511/7300-387
- Deutsche Gesellschaft für Gerontologie, Präsident Prof. Dr. R. Schütz, Medizinische Universität Lübeck, Ratzeburger Allee160, 23562 Lübeck, Tel. 0451/500-2400
- Deutsche Herzhilfe e.V., Bundesgeschäftstelle, Pestalozzistr. 3a, 80469 München, Tel. 089/2603636
- Deutsche Hospizhilfe e.V., Reit 25, 21244 Buchholz, Tel. 04181/38855
- Deutsche Ileostomie-Colostomie-Urostomie Vereinigung e.V., (ILCO), Kepserstr 50, 85356 Freising, Tel. 08161/84909/11
- Deutsche Muskelschwund - Hilfe, Neuer Kamp 25, 20359 Hamburg
- Deutsche Vereinigung für die Rehabilitation Behinderter e.V., Friedrich-Ebert-Allee 9, 69117 Heidelberg, Tel. 06221/25485
- Deutscher Blindenverband e.V., Bismarckallee 30, 53173 Bonn, Tel. 0228/354037
- Deutscher Caritasverband e.V., Karlstr. 40, 79104 Freiburg, Tel. 0761/2001
- Deutscher Diabetikerbund e.V., Bundesgeschäftsstelle, Danziger Weg 1, 58511 Lüdenscheid, Tel. 02351/85053
- Deutscher Paritätischer Wohlfahrtsverband, Gesamtverband e.V., Heinrich-Hoffmann-Str. 3, 60528 Frankfurt/Main, Tel. 069/67061
- Deutscher Patientenschutzbund e.V., Adenauerallee 11, 53111 Bonn

- Deutscher Schwerhörigenbund e.V., Wagnerstr. 42, 22081 Hamburg, Tel. 040/291605
- Deutsches Rotes Kreuz e.V., Friedrich - Ebert- Allee 71, 53113 Bonn, Tel. 0228/5411
- Deutsches Zentrum für Altersfragen e.V., (DZA), Manfred-von-Richthofen-Str. 2, 12101 Berlin, Tel. 030/7866071
- Diakonisches Werk der Ev. Kirche in Deutschland e.V., Stafflenbergstr. 76, 70184 Stuttgart, Tel. 0711/21591
- Gesellschaft für Inkontinenz e.V., Geschäftstelle, Friedrich-Ebert-Str. 124, 34119 Kassel, Tel. 0561/780604
- Hilfe für inkontinente Personen e.V., Postfach 111322, 40513 Düsseldorf, Tel. 0211/5961216
- Krebsinformationsdienst (KID), Deutsches Krebsforschungszentrum, Im Neuenheimer Feld 280, 69120 Heidelberg, Tel. 06221/410121
- Kuratorium Deutsche Altershilfe e.V., Wilhelmine-Lübke-Stiftung, An der Pauluskirche 3, 50677 Köln, Tel. 0221/313071
- OMEGA - Mit dem Sterben leben e.V., Postfach 1407, 34334 Hannoverschmünden
- Pro Senectute, Gesellschaft für würdiges Leben und Sterben im Alter, Ambulanter Hospizdienstdienst, Erlenstr. 76, 28199 Bremen, Tel. 0421/592043
- Reichsbund für Kriegsopfer, Behinderten, Sozialrentner und Hinterbliebenen e.V., Beethovenallee 56-58, 53173 Bonn, Tel. 0228/363071-73
- Senioren-Schutz-Bund SSB, »Graue Panther« e.V. , Rathenaustr. 2, 42277 Wuppertal
- Verband der Kriegs- und Wehrdienstopfer, Behinderter und Sozialrentner Deutschlands e.V., Wurzerstr. 2-4, 53175 Bonn, Tel. 0228/364061
- Zentralwohlfahrtsstelle der Juden in Deutschland e.V., Hauptgeschäftsstelle, Hebelstr. 6, 60318 Frankfurt, Tel. 069/430206-08

Literatur

AOK Rheinland, Zeitschriftenreihe »praxis aktuell«, Essen

Arbeitsgruppe »Zu Hause sterben« an der Ev. Fachhochschule Hannover, Zu Hause sterben - Hilfen für Betroffene und Angehörige, Hannover 1990

Arbeitskreis Gesundheit im Alter (Hg.), Zeitschriftenreihe »altersforum«, Postfach 1250, 51588 Nümbrecht

Böklen-Büchle, Elisabeth, Seniorengymnastik, Stuttgart 1976

Bundesministerium für Arbeit und Sozialordnung (Hg.), Pflegen Zuhause, Ratgeber für die häusliche Pflege; Bonn 1995

Bundesministerium für Arbeits- und Sozialordnung, Broschüre »Die Soziale Pflegeversicherung«, Bonn 1994

Bundesministerium für Arbeits- und Sozialordnung, Broschüre »Pflegeversicherung kommt«, Bonn 1994

Bundesministerium für Familie und Senioren, Ihre Rechte als Heimbewohner, Bonn 1993

Deutscher Evangelischer Verband für Altenarbeit e.V. im Diakonischen Werk der EKiD (Hg.), Zeitschriftenreihe »Evangelische Impulse«, Stuttgart

Deutscher Hospizverlag (Hg.), Zeitschriftenreihe »Hospiz-Bewegung«, Buchholz

Diakonisches Werk der EKiD (Hg.), Zweimonatsschrift »diakonie report«, Stuttgart

Döhring, B. (Hg.), Zu Hause leben oder im Altersheim, Fischer Taschenbuch Verlag 1991

Dossenbach, Monique und Hans D., Hunde helfen Menschen, Bern 1977

Forum Häusliche Pflege e.V., Kassel: Diverse Broschüren zur Thematik

Füsgen, I., Im Alter umsorgt, Stuttgart 1993

Greiffenhagen, Sylvia, Tiere als Therapie, München 1993

Grötzinger, M., Pflegebedürftig - Was tun? Hilfe, Ratschläge und Adressen für Betroffene und Angehörige, München 1991

Grubbe, P., Alter macht frei, Wuppertal 1984

Grün, Max von der, »Klassengespräche«, Darmstadt und Neuwied 1981

Halter, Hans, Das Große ADAC Gesundheitsbuch, München 1982

Hastings, D., Praktisches Handbuch der Hauskrankenpflege, Freiburg 1993

Hof, Stefan, Moderne Hauskrankenpflege, Niedernhausen/Ts. 1994

Jörgens, V. u.a., Wie behandele ich meinen Diabetes?, Mainz 1992

Kronsbein-Haase, A., Wenn Angehörige pflegen, Heidelberg 1994

Kübler-Ross, Elisabeth, Erfülltes Leben - würdiges Sterben, Gütersloh 1993

Kübler-Ross, Elisabeth, Interviews mit Sterbenden, Gütersloh 1980

Kuratorium Deutsche Altershilfe, Hilfe und Pflege im Alter, Köln 1994

Möcks, K, Schmitt, A., Alles, was man über Pflegeversicherung wissen muß, Niedernhausen/Ts. 1995

Presse- und Informationsamt der Bundesregierung, Gemeinsam statt einsam, Aachen 1990

Prest, A.P.L., Die Sprache der Sterbenden, Göttingen 1970

Preute, M., Wenn Du alt wirst in Deutschland, München 1994

Schenda, Rudolf, Das Elend der alten Leute, Düsseldorf 1972

Seibert, Gerd, Wendelberger, Erhard, Lexikon 2000, Alterskrankheiten, Weinheim 1984

Student, Johann-Christoph, Das Recht auf den eigenen Tod, Düsseldorf 1993

Tobias, Gertrud, Boettner, Johannes (Hg.), Von der Hand in den Mund, Essen 1992

Unruh, Trude (Hg.), Aufruf zur Rebellion, Essen 1984

Werkkreis Literatur der Arbeitswelt, Im Morgengrauen, Frankfurt/Main 1983

Zeitschriftenreihe »Publik Forum«, Postfach 2010, 61410 Oberursel

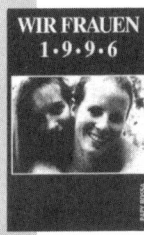
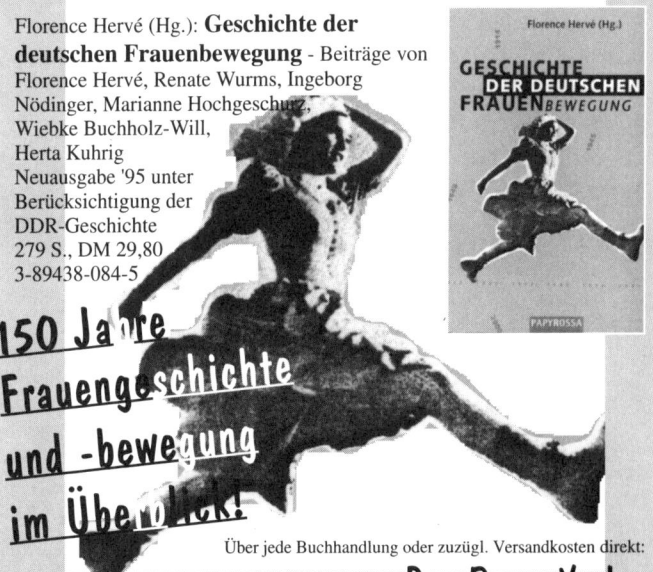

Mehr Leserinnen als gedacht!

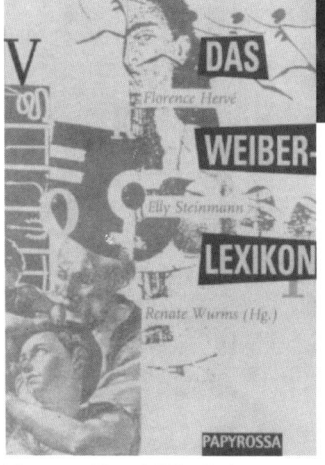

Florence Hervé/Elly Steinmann/
Renate Wurms (Hg.)
DAS WEIBERLEXIKON
HC, 360 Stichworte von A wie
Abenteuerin bis Z wie Zyklus,
677 Abbildungen, 527 Seiten
DM 49,80, 3-89438-047-0

Über Ihre Buchhandlung oder direkt:

PapyRossa Verlag
Petersbergstr. 4, 50939 Köln

Pressestimmen zum Lexikon:
"Ein Nachschlagewerk von Frauen
für Frauen, das Begriffe wie 'Angst',
'Kolonialismus' oder 'Zeitschrift' in
weiblicher Hinsicht zu erklären
versucht, darüber hinaus Praxis und
Theorie der Frauenbewegung
kommentiert" *Kölner Illustrierte*
"Zum Schmökern schön!"
DGB-Frauenoffensive
"Faktenreichtum in flotter Schreibe.
Charakteristisch: der für
Nachschlagewerke ungewöhnlich
humorvolle Stil" *WAZ*
"Eine wahre Fundgrube für
Informationen, die sonst nirgends zu
finden sind" *UZ*
"Ein instruktives Themenspektrum
aus Sozialem, Politischem,
Ethischem, Rechtlichem,
Historischem und Medizinischem"
ekz-Informationsdienst

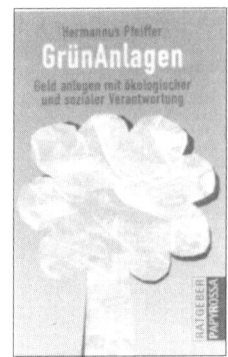
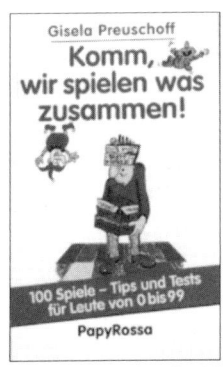
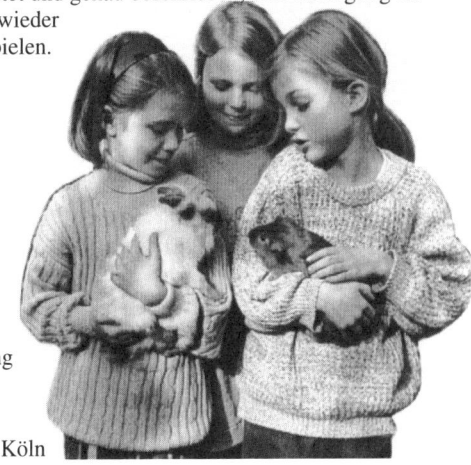

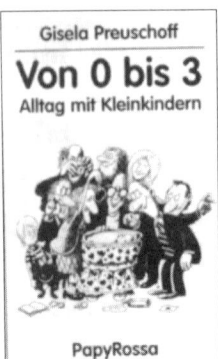
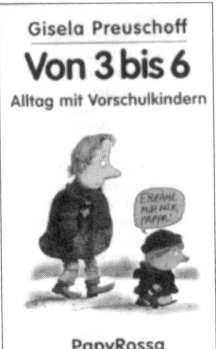
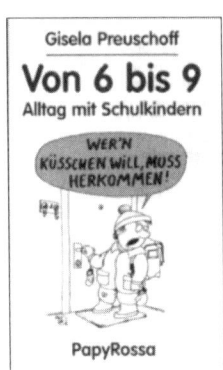
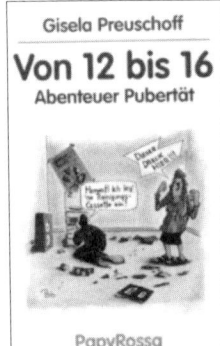
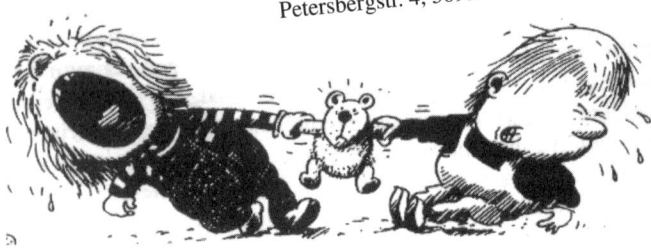